ZAIDI YA UZURI

Mwongozo wa msichana wa kufungua nguvu ya urembo wa ndani, kujithamini, ustahimilivu na ujasiri.

Jasmine Zapata, MD, MPH

ISBN-13: 978-0998053035

TAMKO LA ZAIDI YA UZURI

Imeandikwa na: Jasmine Zapata, MD, MPH

Tafsiri na: Kalthum Abdikeir, MPH

Leo itakuwa siku kubwa!

Nitayafikia yote niliyoyaweka katika mawazo yangu

Siwezi kusimamishwa.

Ninaweza kufanya chochote ninachotaka kwa sababu mimi ni zaidi ya mzuri , Mimi ni zaidi ya mzuri

Mimi ni jasiri

Mimi ni mstahimilivu

Mimi ninajiamini

Mimi ni mbunifu

Mimi nina kipaji, nina akili, wa kipekee na mvumbuzi!

Nina thamani, nina stahili,

Ninathaminiwa , Nina pendwa

Nina stahili kila Baraka inayotoka juu.

WAKFU

Kwa bibi yangu Roylene Grecelia Johnson ambaye ni zaidi ya mzuri. Ahsante kwa kunifundisha ,Kunipenda ,Kunilinda na kuwa mwanga angavu kwenye maisha yangu. Nakupenda kuliko maelezo.Nimekuwa mtu niliye sasa kwa sababu yako.Nakushukuru kwa kuniamini siku zote na kunisaidia kufungua kufungua hazina zote nilizo zificha ndani.Nakupenda na nitaendelea kuufanya mwanga wangu uangaze!

Kitu kinach mfanya msichana kuwa zaidi ya uzuri ni rohoyake, roho yake! Nivile anvyoijali familia yake , vile anavyo jijal iyeye mwenyewe ,Namna anavyo jichukulia katika ya majaribu.

KUMBUKUMBU YA UPENDO
9/25/36-6/12/17

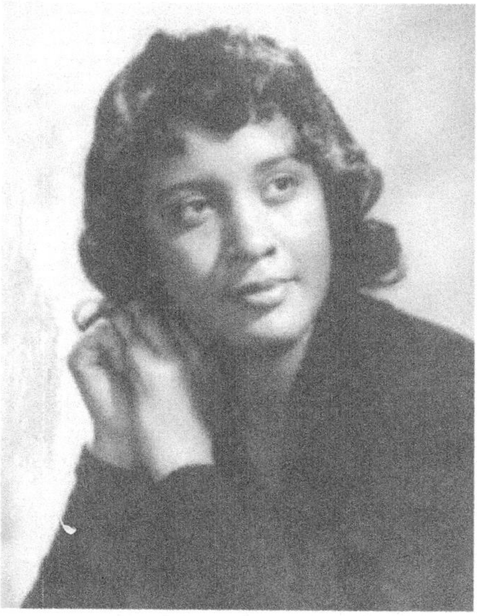

"Kitu kinachomfanya msichana kuwa zaidi ya mzuri ni roho yake, roho yake, roho yake! Ni vile anavyoijali familia yake, vile anavyojijali yeye mwenyewe. Namna anavyojichukulia katika majaribu."

- Roylene Gracelia Johnson, Age 80-

YALIYOMO

"Zaidi ya uzuri inamaanisha kujiheshimu na kufuata njia yako mwenyewe"

-Nevaeh Thompson, Age 10, Accokeek, MD

"Zaidi ya uzuri inamaanisha kuthamini dosari zako ziwe za nje au za ndani na kujua kwamba hakuna anayeweza kupenda au kuthamini uzuri wako zaidi yako"

Kenyatta Young, Age 30, Chicago, IL

"Siku zote kuna zaidi ya upendo mmoja kwa kila mtu. Sehemu ambayo watu huona na sehemu ambayo tunaijua wenyewe. Kuwa zaidi ya mzuri kwangu inamaanisha kuwa na furaha na kufurahia mwanamke ndani yako"

Kay Anyachor, Age 30, Abuja, Nigeria

"Zaidi ya mzuri inamaana msichana ambaye ni halisi mwenye shauku mwenye kujiamini"

-Andrea R. High, Age 31, Madison, WI

1

ZAIDI YA UZURI UTANGULIZI

Kwa wanawake wangu wa ajabu ,

Asanteni kwa kuchukua muda wenu kusoma hiki kitabu !

Hiki kitabu kimeandikwa kwaajili yenu ! Kuwakumbusha kuwa nyie ni ZAIDI ya wazuri na kuwasaidia KUFUNGUA nguvu kubwa mnayoishikilia ndaniyenu.

Hiki kitabu ni kwa ajili yako kama ulishawahi kupambana na kujithamini au kujihisi mbaya .

Hiki kitabu ni kwajili yako kama kama ulishawahi kuwa na mtu anaye kudhihaki kwa sababu ya nywele zako, nguo zako , namna unavyo ongea, muonekano wako, rangi yako ya ngozi na vitu vingine. Hii ni kwa ajili yako kama una mipango ya kufanya mambo

MAKUBWA YAKUSHANGAZA katika maisha lakini ukajihisi kukata tamaa na kuwa chini maranyingine. Hiki kitabu ni kwa ajili yako kama ulishakuwa na mtu anayekuambia kuwa huwezi fikia ndoto zako au kama ulishakuwa na mtu anaekuongelea mambo mabaya au anaye kuambia mambo mabaya.

Hiki kitabu ni kwa ajili yako kama ulishawahi kuwa na hofu au kutokuwa na uhakika juu ya siku zijazo . Ni kwaajili yako kama ulishawahi kupambana na hali mbaya katika maisha hata katika umri wako mdogo kama wazazi kuachana,kifo cha mtu unayempenda,matusi,unyanyasaji wa kimwili,wakati mgumu wa kifedha,malumbano na marafiki au familia,shida shuleni,matatizo ya kimahusiano ama mambo mengine magumu.

UNAHITAJI kuendelea kusoma kitabu hiki kama ulishawahi kuhisi kwamba hauna thamani yoyote katika maisha,kuhisi hupendwi au hauna umuhimu. Kwanini unatakiwa kuendelea kukisoma?kwasababu hiki kitabu kimeandikwa kwaajili yako! Na kwasababu UNA ukuu ndani yako ambao unasubiri KUPASUKA nje. Maranyingine mambo magumu hukupata njiani kujaribu kukushusha chini lakini huwezi kukata tamaa! Hiki kitabu kipo hapa kukusaidia usikate tamaa . Hiki kitabu kipo hapa kukusaidia KUKUMBUKA ulivyo mkuu na kukusaidia katika safari yako. Kwahiyo UNATAKIWA kuendelea kukisoma!

Katika hiki kitabu tutaenda kuongelea kuhusu inamaanisha nini kuwa "ZAIDI YA MZURI". Hii inamaanisha kuwa zaidi ya kuwa mzuri kwa nje,una vitu vingine vya ajabu ndani yako vinavyokufanya maalumu sana!

Dunia ya leo mara nyingi hutafsiri uzuri kama kuwa na nywele nzuri,kuvaa nguo nzuri,kuwa na muonekana Fulani na kuvaa mavazi Fulani. Kuna wasichana wengi wadogo niliowahi kukutana nao wanaopambana na kujihisi wabaya,hawapendwi ama si wazuri wa kutosha. Wanahisi kuwa hawafikii maana halisi ya uzuri. Ulishawahi kujihisi hivo? Najua niliwahi! lakini nikisema wewe ni "ZAIDI YA MZURI"ninamaanisha kuwa hauna haja ya kusikiliza kipi dunia inasema ma namna gani wanajaribu kukuelezea. Watu wengi wanajali SANA kuhusu nje, lakini kilicho muhimu ZAIDI ni kile ulichonacho ndani.

Kuwa "ZAIDI YA MZURI" ni kutengeneza kauli na kuwafanya watu wajue kuwa una mambo MENGI ya kutoa kuliko muonekano wako wa n je! Wewe ni jasiri, wewe ni mstahimilivu, wewe unajiamini, wewe ni mbunifu, wewe una kipaji, una akili, wewe ni wa kipekee na mvumbuzi! Una thamani,unastahili, unathaminiwa, unapendwa! Una Baraka nyingi zinazokufuata kutoka juu.

Kuwa zaidi ya mzuri ni kujiamini na kuwa na ujasiri wa kupuuzia mambo mabaya watu wanayokuambia na kusukuma nyuma hali ngumu unayopitia bila kukata tamaa. Kila msichana ni zaidi ya mzurina na ana sifa maalumu nilizo zizungumzia LAKINI maranyingine ni ngumu kila mara kukumbuka hilo na kuweza kuzionyesha kikamilifu sifa hizo muhimu zilizofichwa ndani. Lakini hiki kitabu nikwaajili hiyo! Kwahiyo endelea kukisoma. Siwezi kusubiri kuanza!

Hiki kitabu kinaweza kutumika kwa njia nyingi. Unaweza kusoma mwenyewe au na kundi la marafiki. Wanawake wengine wanaweza hata kuchagua kukisoma na ndugu ambayoni sawa pia. Unaweza kusoma kitabu chote mara moja, ama sura moja kwa wakati. Lakini baada ya kusoma kila sura, tafadhali hakikisha unasimama na kujibu maswali ya kutafakari na kufanya zile changamoto. Unaweza kuandika majibu katika kipande cha karatasi ama katika shajara, ama hapa katika hiki kitabu. Unaweza pia ukayajidili na marafiki, ndugu ama kusoma na kundi ukiamua. Ni juu yako!

Mwishoni, ni matumaini yangu na sala zangu kuwa utamaliza hiki kitabu ukiwa umeinuliwa, umepata motisha na kujua kuwa unaweza kufikia KITU CHOCHOTE utakacho kiweka kwenye mawazo yako. Una hazina nyingi sana nzuri zilizofichwa ndani yako zinazosubiri kupasuka nje!! Licha ya maisha kuwa magumu kiasi gani, usikate tamaa! Wewe ni "zaidi ya mzuri" na una kila kitu unachohitaji kufanikiwa ndani yako.

Uko tayari? Tuanze!!!

Tafakari:

1. katika jamii leo, unaamini kuwa mzuri kunaamuliwa na kile kilicho nje au kilicho ndani?

2. kwa maneno yako mwenyewe, ina maana gani kwa wewe kuwa "zaidi ya mzuri"?

3. ulishawahi kupambana na mambo ya kujithamini? Kama ndio, ni vipi uliweza kuyashinda?

4. una matumaini ya kupata nini baada ya kusoma hiki kitabu?

Changamoto:

Nenda mwanzo wa hiki kitabu na usome tamko la zaidi ya uzuri kwa sauti mara mbili.

"Kuwa zaidi ya mzuri ni pale ambapo una uwezo wa kutojiumiza hata kama ni vigumu. Tambua kwamba kuna mtu mwingine anapitia kitu kama hicho. Vuta pumzi, lia kidogo na ukabiliane na chochote duniani!!"

-Laila Bradshaw, Age 14, Nashville, TN

"kinachomfanya msichana zaidi ya mzuri ni utu wake, na kile anacho kiweka kwenye mawazo yake. Kutomfanya mtu yoyote aamue kwaajili yako. Kujifunza njia nzuri za kukabiliana na vitu."

-Tamea Johnson, Age 13, Madison, WI

"zaidi ya uzuri ni kuwa mzuri ndani ya roho yako. Kuwa zaidi ya mzuri ni kuwa bora unavyoweza kuwa na kujua kuwa una udhibiti wa hatima yako bila kujali nani ama nini kitakuja kwenye njia yako."

-Olaya Mary Daki, Age 24, Hawthorne, California

2

KUJITHAMINI NA NGUVU YA MANENO YETU

"fimbo na mawe vinaweza kuvunja mifupa yangu, lakini maneno hayatoweza kamwe kuniumiza. Hili lilikuwa jambo la kawaida nimekuwa mara nyingi nikilisikia wakati nakua. Ilikuwa ni kitu ambacho kilikuwa na maana ya kuwasaidia vijana wadogo waweze kupuuzia vitu vibaya ambavyo vijana wengine walisema, lakini kwangu haikufanya kazi. Siku zote nilikuwa nasema hayo maneno nikiyarudia rudia, lakini wakati watu wakiongea mambo mabaya kuhusu mimi iliniumiza. Hapo ndipo niipoanza kutambua kwa mara ya kwanza nguvu halisi ya maneno!

Nilijifikiria kama maneno yana uwezo wa kuniumiza na kunifanya nijisikie vibaya, basi yanatakiwa yawe na uwezo ule ule kunisaidia kunijenga. Miaka inavyopita nikagundua hili kuwa ni kweli!

Katika kila maoni mabaya niliyoyasikia, niliyageuza na kusema kitu kizuri kuhusu mimi. Nilikuwa nimebarikiwa kuwa na marafiki na familia iliyoongelea mambo mazuri kwenye maisha yangu pia. Unavyozidi kusikia vitu zaidi ama kusema vitu, ndivyo unavyoanza kuviamini zaidi na zaidi! Kwahiyo ni muhimu SANA kuzungukwa na watu wazuri navitu vizuri.

Lakini nini kinatokea kama baadhi ya watu kwenye maisha yako ni wabaya na hawasemi vitu vizuri muda wote? Vipi kama baadhi ya watu katika maisha yako hawakuamini? Hawana imani na wewe? Moja ya siri kubwa niliyojifunza ni kwamba japokuwa huwezi kudhibiti vile hao watu wanavyovisema, unaweza kudhibiti kile WEWE unasema kuhusu wewe!

Hiyo ni moja ya sababu kwanini niiandika tamko la Zaidi ya Uzuri mwanzo wa hiki kitabu, kila asubuhi niliamka na kujiambia hayo maneno. Nilivyozidi kusema ndivyo nilivyozidi kuamini! Ilinisaidia kuyashinda mambo yote mabaya katika maisha!

"Mimi ni mjasiri, mimi ni mstahimilivu, mimi ninajiamini, mimi ni mbunifu, nina kipaji, nina akili,mimi ni wa kipekee na mvumbuzi. Nina thamani na ninastahili, ninathaminiwa na ninapendwa. Ninastahili kila baraka inayotoka juu! Unajuamaana ya "kujithamini"? kwa mujibu ya kamusi, ina maana kuwa na imani katika thamani yako na uwezo wako mwenyewe. Inamaanisha KUJIHESHIMU. Kujithamini hakulingani na kile mtu yeyote anasema auanafikiria kuhusu wewe, kunalingana na kile wewe unasema au unafikiria kuhusu WEWE. Ni WEWE pekee unashikilia nguvu hiyo. Ninaposoma tamko langu la zaidi ya uzuri kila siku, inanisaidia kuongeza heshima yangu. Ina chaji betriyangu. Ninakuhamashisha na wewe ufanye hivo.

Kwa ujumla, maneno yana nguvu SANA. Yanaweza kutumika kukushusha, lakini pia yana uwezo mkubwa wa kukujenga. Siku zote kumbuka KUONGELEA MAISHA na maneno mazuri kuhusuwewe kila siku, ni muhumi sana! Katika sura ijayo tutaongelea zaidi kuhusu kwanini ni muhimu kuongelea maisha na mambo mazuri juu yako licha ya watu wengine wanavyoyaongelea! Lakini kwanza.......nina maswali ya kutafakari kwa ajili yako.

Tafakari:

1. Ulishawahi kusikia msemo"Fimbo na mawe yanaweza vunja mifupa yangu, lakini maneno hayawezi kuniumiza?" unadhani hii ni kweli? Kwanini au kwanini hapana?

2. Kuwa mkweli, ulishawahi kusema vitu vibaya kuhusu watu wengine? Unadhani iliwafanya wajisikie vipi? Ilikufanya ujisikiaje?

3. Ulishawahi kuumizwa na mambo ambayo watu wameyaongea kuhusu wewe? Kama kweli, ulifanya vitu gani kuwapuuzia?

4. Unadhani kwanini watu huambiana mambo mabaya? Kuna ufumbuzi wowote juu ya hili?

5. Nini maana YAKO ya kujithamini? Kipi kiwango chako cha kujithamini na kwanini?

6. Ni mambo gani 3 unayapenda kuhusu wewe?

7. Taja malengo yako 3 ya baadae maishani.

8. Ni vitu gani unavifanya kila siku kujikumbusha ulivyo wa AJABU?

Changamoto:

- Nenda mwanzo wa kitabu hiki na usome tamko la uzuri kwa sauti mara 3
- Andika mambo 3 unayoyapenda kuhusu wewe katika kipande cha karatasi. Weka karatasi hiyo sehemu ambayo unaweza kuiona kila asubuhi unapoamka. Kwa wiki ijayo, soma mambo haya matatu kwa sauti kila asubuhi.

"Kuwa zaidi ya mzuri inamaanisha kuchukua muda kujijali. Kujijali kweli ni kitu kizuri!

-Terri Lynn Major-Kincade, MD, MPH, Age 50, Dallas, TX

"Jamii inawafundisha wasichana kuwa uzuri ni muonekano wa nje tu, lakini uzuri ni mengi zaidi. Tumezaliwa wazuri na ni juu yetu kukumbatia hilo na kulielezea hilo kwaajili yetu tunavyozidi kukuwa. Kujipenda vile ulivyo, Yule unayemuona kwenye kioo, na kugawana zawadi na vipaji unavyomiliki ni kipimo halisi cha uzuri."

-Lisa Peyton-Caire, Age 45, Madison, WI

3

HAZINA ILIYOFICHWA NA UZURI WA NDANI

Kwahiyo sasa ambapo tumeshajadili kuhusu nguvu ya maneno yako, tuongeleee zaidi kuhusu kwanini ni muhimu SANA kuongea hivi vitu vizuri katika maisha yako. Katika utangulizi, nimeongelea kuhusu kichwa cha habari cha hiki kitabu na nini inamaanisha kuwa "Zaidi ya Mzuri". Zaidi ya uzuri inamaanisha kuwa, zaidi ya hayo ya muonekano wako wan je una mengi zaidi ndani yako ambayo ni bora zaidi! Uzuri wako wa KWELI uko ndani.

Mara nyingi sana, watu wanahukumu wanawake kulingana na nywele zao, nguo zao, vipodozi vyao na mambo mengine tu ya nje. Wasichana wengi wanakabiliwa na mambo ya kutojithamini na wengine wakihisi si wazuri wa kutosha. Hili limenitokea mimi MARA NYINGI nikiwa nakua. Lakini kitu kimoja nimejifunza ni kwamba huwezi kumvutia na kumridhisha kila mtu. Kuwa na imani na nafsi yako ndio kila kitu. Nimejifunza pia muonekano wangu wan je pekee hautoweza kunisaidia kufikia malengo yangu katika maisha. Ni vitu vilivyo ndani yangu ambavyo vinaweza! Vitu visivyo onekana kama akili yangu, ustahimilivu wangu, kujiamini kwangu na ujasiri wangu! Hizi ni hazina zako zilizofichwa!

Wewe ni "Zaidi ya Mzuri". Zaidi ya muonekano wako wa n je, kuna mengi zaidi yanayo kutengeneza.....WEWE! Una nguvu za ajabu zilizofungwa ndani zinasubiri kutoka! Ninamaanisha nini ninavyosema nguvu? Ngoja nikuonyeshe. Weka mkono wako juu ya kichwa chako na ushikilie hapo wakati unasoma hii aya inayofuata. Endelea kufanya kweli, weka mkono wako kwenye kichwa chako. Unajua kwamba unavyo vitu ndani ya ubongo wako ambavyo vina nguvu ya kubadilisha dunia? Ubongo wako ni muhimu kwasababu unadhibiti KILA KITU unachofanya. Niliwahi kushika ubongo halisi na ilikuwa vizuri! Lakini kiukweli, ubongo wako una nguvu sana. Ubongo wako unafanya vitu vingi lakini moja ya vitu muhimu zaidi inayofanya ni kukusaidia kufanya maamuzi. Maamuzi unayoyafanya leo, kesho na miaka kadhaa ijayo yataathiri maisha yako YOTE! Ubongo wako una nguvu ya kufanya maamuzi mazuri au mabaya. Kwa mfano, wewe kuamua kwenda shule kila siku ni uamuzi MKUBWA kwasababu hatimaye itakusiaidia kufikia malengo yako yote kwenye maisha. Tuseme unataka ukikua uwe askari, kwahiyo kujifunza kusoma na kuandika shuleni ni muhimu SANA kwasababu utakuja kutumia huo ujuzi pale utakapokuja kuwa askari. Mfano mwingine ni mimi kuwa daktari. Maranyingine nilichukia kwenda shule na kazi zote za nyumbani! Lakini kama daktari, vipindi vyote nilivyosoma shuleni vimenisaidia niwe na uwezo wa kuwasaidia wagonjwa ninao wasaidia leo. Ninatakiwa kutumia zile sayansi, hesabu na ujuzi wa kusoma niliyojifunza shuleni. Ubongo wako una nguvu sana! Una uwezo wa kukusaidia ujifunze mambo mapya, kubadilisha hali yako, kufikia chochote unachotaka kufikia kwenye maisha! Ajabu jinsi gani! Je mkono wako bado upo kwenye kichwa chako? Endelea kuuweka hapokidogotena.

Ubongo wako ni muhimu pia kwasababu ya uamuzi mwingine ambao una uwezo wa kuufanya. Una uwezo wa kuamua ni vipi utakabili hali ngumu katika maisha. Wakati mgumu unapokupata, ubongo wako una maamuzi mawili: kukata tamaa ama kuendelea.

Ulishawahi kuhisi kukata tamaa? Mimi nimewahi. Lakini ukweli tu kwamba uko hapa leo na unasoma kitabu hiki inamaana HAUKUKATA tamaa. HIYO peke yake inakufanya mzuri zaidi na ni kitu kinachoitwa USTAHIMILIVU ambacho tutakizungumzia baadae katika kitabu hiki. Ubongo wako unanguvu sana! Kuna NGUVU nyingi zilizofichwa ndani yake! Sasa unaweza kutoa mkono wako juu ya kichwa chako. Sasa weka mkono wako kwenye moyo wako[katikati ya kifua chako]. Endelea, fanyahivyo, ninaweza kusubiri . Moyo wako ni muhimu sana kwasababu unasukuma damu kwenda kwenye mwili wako mzima. Damu inabeba hewa ya oksijeni na inasaidia kila kitu kwenye mwili wako kuwa hai na kuendelea kufanya kazi kama inavyotakiwa. Bila ya moyo wako,huwezi kuwa hai! Nina amini kuwa kama vile moyo wako unavyokufanya kuwa hai, nguvu za ndani ulizonazo PIA ni muhimu kwa kukufanya hai na kuwa na maisha yenye furaha na afya! Kila asubuhi ninapoamka nakujiambia "Mimi ni jasiri, mimi ni mstahimilivu, ninajiamini, mimi ni mbunifu, nina kipaji, nina akili, mimi ni wa kipekee na mvumbuzi. Miminina thamani, ninastahili, ninathaminiwa, ninapendwa" ninajikumbusha kuhusu hizi nguvu kubwa nilizonazo ndani yangu. Kujikumbusha hili kila siku kunanisaidia kunifanya HAI! Inanisaidia niweze kupuuzia kila mambo mabaya yatakayo kuja kwenye njia yangu kujaribu kunizuia nisifikie malengo yangu.

Kugota kwenye hazina ziliofichwa ulizonazo ndani yako ni muhimu SANA! Haya ndio mambo yatakayo kusaidia uweze kufanya vitu vya AJABU katika maisha kama kuanzisha shule, kuwa mwalimu, kuwa daktari, kuokoa maisha, kuanzisha biashara, kuwa mwimbaji, kuongoza nchi, kuvumbua kitu kipya, kuwa bosi, kuvunja rekodi, kushinda tuzo na mengine zaidi! Lakini huwezi kufikia mambo hayo bila kujiamini kwanza na kufungua nguvu ulizonazo ndani yako! Una nguvu gani za ajabu ndani yako zinazongoja kutolewa? Ni muda wa kufungua hizo hazina zilizofichwa!

Tafakari:

1. Ulishawahi kuhisi kusukumwa kuonekana ama kuvaa mavazi ya aina Fulani ili ustahili? Kwa njia gani?

2. Kwanini unafikiri jamii inaweka mkazo sana kwenye uzuri wa nje? Hii ina madhara gani kwa wanawake vijana wa umri wako?

3. Ni msemo gani umeupenda zaidi kwenye hiki kitabu? Kwanini?

4. Ni zipi baadhi ya hazina zilizofichwa ndani yako?

5. Kwanini unadhani ni ngumu sana kwa wasichana kufungua hazina zao za ndani walizo nazo? Una ushauri gani kwao?

6. Kwa maoni yako, KWANINI ni muhimu sana kwa wanawake kufungua hazina zao zilizo jificha?

Changamoto:

-Nenda mwanzo wa kitabu hiki na usome tamko la Zaidi ya Uzuri kwa sauti mara 3. Soma taratibu na uweke mkono wako kwenye moyo wako unaposoma.

-Andika orodha ya mambo makubwa 5 ambayo yanakufanya mzuri wa ndani. Weka hii orodha sehemu maalumu ili uweze kuiangalia baadae [weka sehemu kama kwenye sanduku la hazina, chombo maalumu, mfuko wa plastiki ama kwenye droo maalum.]

"kwangu kuwa zaidi ya mzuri inamaanisha uzuri mtu anaomiliki ndani. Hauna kina, mipaka ama nafasi ambayo inaweza ikaubeba na pindi itakapokuwa na kiasi sahihi cha ulezi, maji na mwanga wa jua, uzuri wa ndani ni kama mbegu iliyopandwa ambayo hukua kutoka ndani ikitoa maua nje vizuri. Ni mzuri kuliko kipodozi chochote kilicho tengenezwa kuongeza uzuri wa nje."

-Staff Sergeant LeaDrean Jordan,

US Army, Age 30, Kapolei, Hawaii

"Zaidi yaUzuri inamaanisha kujipenda, kujijali, kujiamini na kufikiri kuwa mimi ni mzuri."

-Aniyah Wallace, Age 11, Accokeek, MD

"Zaidi ya Uzuri kwangu inamaanisha uadilifu binafsi. Ninahitaji kujua katika kila hali niliyokutana nayo nilikuwa mwaminifu na nilifanya kilicho sawa na maadili yangu hata kama ilimaanisha kukubali kuwa nilikuwa na makosa. Ninatakiwa kujihisi vizuri ndani kuhusu vitendo vyangu."

-Tonya Roginski, Age 38, Milwaukee, WI

4

UJASIRI NA KUKABILI HOFU

Nina msisimko mkubwa una ungana nami katika safari hii kuelekea kugundua ina maana gani kuwa "Zaidi ya Mzuri". Katika sura chache zilizopita tulijadili nguvu ya maneno yetu pamoja na umuhimu wa kufungua hazina zilizofichwa ndani yetu ambazo haziwezi kuonekana nje.

Katika sura chache zijazo tutaongelea hasa kuhusu mambo matatu kati ya hizi hazina maalum za ndani- ujasiri, ustahimilivu na kujiamini. Mambo haya matatu ni muhimu SANA na binafsi yamenisaidia sana katika safari yangu. Hivi ndio vipengele 3 muhimu kwa kufungua uwezo wako wote ulionao ndani, lakini mara nyingine ni ngumu kuzitumia. Katika sura chache zijazo tutaongelea kuhusu maana ya hizi sifa muhimu, kwanini ni muhimu sana, na njia za kuzifungua kwenye maisha yako! Tuanze na kuongelea kuhusu UJASIRI! Kwa mujibu wa kamusi ya Merriam Webster, ujasiri una maana "ukuu war oho katikakukabiliana na hatari ama ugumu". Inamaanishanguvu katika kushinda hofu na kuendelea dhidiya ugumu. Maneno mengine ambayo yanaendana na ujasiri ni ushujaa, vita na ubabe. Ujasiri ni muhimu sana kuwa nao haswa kwa wanawake vijana kwasababu kuna mambo mengi SANA duniani kwaajili ya w ewe kuyafikia lakini HAIWEZI kuwa rahisi siku zote. Kutakuwa na vikwazo vitakavyokuja kwenye njia yako. Mambo yanayotokea yatakayo kutisha na kupima imani yako. Vitu vitakavyokuja kujaribu kukuzuia kufikia malengo yako. Ujasiri ni muhimu sana kwasababu bila yake, hizo hofu na vizuizi vya barabarani vinavyo tokea vinaweza kukuzuia kufikia ndoto zako. Hicho ni kitu mbacho hatutaki kitokee.

Wacha nikuambie hadithi kuhusu kipindi

nilichohitaji kutumia ujasiri na kwanini ilikuwa muhimu sana. Nina mtoto wa kike mrembo aitwae Aameira. Nilitakiwa kubeba mimba yake kwa miezi 9, lakini alikuja mapema SANA nilipokuwa na mimba ya miezi 6 tu. Alikuwa na uzito wa 0.68 kilogramu [paundi 1.8] alipozaliwa na mapafu yake yalikuwa dhaifu sana na madogo kufanya kazi kwahiyo madaktari waalimuwekea mrija wa kupumulia na kutumia mashine kumsaidia kupumua . Alikuwa mgonjwa sana hospitalini kiasi cha kuhitaji kuwa katika madawa maalum ya kumuweka hai. Pia ubongo wake ulikuwa ukivuja damu na kuhitaji upasuaji wa ubongo mara mbili! Alikuwa na matatizo mengine mengi katika miezi yake michache ya mwanzo ya maisha alivokuwa hospitalini.

Unaweza kisia nilijisikiaje alivozaliwa? Nilikuwa na hofu SANA. Nilikuwa naogopa kuwa nitampoteza na atakufa. Nilishapoteza watu wengine muhimu katika maisha yangu kwahiyo nilikuwa naogopa kupoteza tena. Maranyingine nilitaka kukaa mbali sana na hospitali na kujifanya hali yote itatoweka lakini sikuweza. Madaktari walinihitaji kuja na kufanya uamuzi kuhusu uangalizi wake kila siku kwasababu niikuwa mama yake. Katika hali hii nilikuwa muoga SANA na mwenye hofu, lakini ilinibidi nitumie UJASIRI wangu wote kuwa na nguvu kwaajili yake na familiayangu. Kitu kingine nilikuwa naogopa sana wakati huo ni namna gani kuwa kwake hospitalini kungeniathiri mimi shuleni. Nilikuwa katika shule ya matibabu kusomea udaktari wakati huo na alizaliwa katikati ya mwaka wa masomo. Nilikuwa na hofu kuwa nitafeli ama nitashindwa kumaliza. Ndoto zangu za kuwa daktari zilionekana kuniponyoka!

Lakini katika hatua hiyo, nilikuwa na hiari mbili. Kukata tamaa au kuendelea. Nilijiuliza maswali kama vipi kama mtoto wangu atafariki? Vipi kama nitashindwa kushughulikia kazi zangu za shule wakati yupo hospitalini? Vipi kama sitaweza kufanikiwa kuhitimu na kuangalia familia kwa wakati mmoja? Hofu ilijaribu kunishinda. Nilitumia UJASIRI wangu kukabili hofu ya yasiyojulikana na nikaendelea kujisukuma kupita wakati ule mgumu katika maisha yangu. Binti yangu aliishia kukaa hospitali kwa muda wa miezi 3 na alipitia hekaheka nyingi lakini hatimaye alikuja nyumbani na alisalimika. Japokuwa ilikuwa inatisha lakini nilitumia ujasiri wangu kumtembelea kila siku hospitalini na nikafanya maamuzi ambayo yalikuwa ya msingi. Pia sikuacha shule ya matibabu. Japokuwa nilikuwa na hofu ya vipi nitafanya usawa wa kukaa shuleni na kumuangalia mtoto mgonjwa, niliikabili hofu yangu ya kushindwa na kuendelea mbele. Mwishoni, ujasiri wangu katika hali ile ulinisaidia kuendelea na shule ya matibabu na hatimaye kuhitimu na kuwa daktari niliye sasa.

Maadili ya kisa hiki ni kwamba japokuwa kukabili hofu zako ni ngumu, UJASIRI ni kitu ambacho kitakusaidia kufanikiwa. Nina furaha niliweza kutumia ujasiri wangu katika ile hali kwasababu kama ningeruhusu hofu inishinde..... nisingekuwa hapa nilipo leo. Ninakuhamasisha kujikumbusha KILA siku kuwa WEWE PIA ni jasiri na usiachilie hilo kamwe!!! Kwa wale wanaopambana na hofu, ushauri wangu mkubwa ni kukabiliana nayo tu. Unaweza kusoma vitabu vingi utakavyo lakini huwezi kufanikiwa mpaka ukabiliane na hofu zako. Kabili hofu zako na mawazo ya USHINDI na sio kushindwa. Usikabili hofu zako ukitarajia kushindwa. Yote ni kuhusu mawazo tu. Pindi utakapo kabili hofu zako, hayana nguvu dhidi yako tena. Kuongea na marafiki ama mitandao ya msaada vinaweza kukusaidia kukabili hofu zako pia. Maranyingine watu huwabidi kuongea na madaktari maalum au washauri kuhusu hofu zao na wasiwasi ambayo ni sawa pia. Kulikuwa na muda katika maisha yangu ilinibidi nifanye hivyo na nina furaha nilifanya.

Kwa ujumla ninawahamasisha kutoruhusu hofu ziwashinde na badala yake kutumia UJASIRI wenu kushinda hofu! Ujasiri ni moja ya nguvu kubwa za ndani zenye uwezo mkubwa ambazo unamiliki. Ufungue! Wewe ni imara, wewe ni shujaa, wewe ni jasiri! Jikumbushe hilo kila siku!

Tafakari:

1. Ni ipi moja ya hofu zako kuu katika maisha?

2. Ni kwa jinsi gani umeweza kuishinda? bado unashughulikia kuishinda?

3. Una ushauri gani kwa wanawake vijana wengine wanaopambana na hofu?

4. Ni nani mtu mjasiri zaidi unayemjua? Kipi kinawafanya wawe wajasiri?

5. Kama ungekuwa na ujasiri zaidi, ungeweza kufikia mambo gani katika maisha?

Changamoto:

-Nenda mwanzo wa kitabu hiki na usome "Tamko la Zaidi ya Uzuri" kwa sauti mara mbili huku unajitazama kwenye kioo.

-Chukua kipande cha karatasi na uandike hofu unayotaka kuishinda katika miezi michache ijayo. Chini yake, andika maneno "Mimi ni jasiri" mara 10. Weka hiyo orodha mahali maalum ambapo unaweza ukaiona baadae.

"Zaidi ya uzuri kwangu ni zaidi ya muonekano wa nje. Ni Yule uliye ndani. Ni namna unavyowapenda na kuwajali watu unaowajua na usiowajua. Ni heshima unayoionyesha ambayo maranyingi huipati. Ni upendo usio na masharti."

-Cecile Gamble, Age 31, Madison, WI

"Kuwa zaidi ya mzuri ni kujiamini, kuwa na motisha unaochochea wengine, na kutokuwa na ubinafsi. Nimevutiwa kabisa na mafanikio ya wanawake [na wanaume] ambao wamefikia malengo yao na zaidi kwasababu ya mtazamo wao katika matatizo yao na maoni yao ya ustahimilivu kuwa kila mtu ana uwezo wa kufikia mafanikio bila kujalisha kipato, kiwango cha elimu, ukabila ama dini."

-Arlene May Laeno, Age 29, Waipahu, Hawaii

"Kuwa zaidi ya mzuri inamaanisha kujiamini na kujipenda vile ulivyo na si vile watu wanavyokufikiria!"

-Cassandra Lacy, Age 14, Milwaukee, WI

"Ina maana gani kuwa zaidi ya mzuri? Ni nguvu iliyomalizikia katika mwanga na kufunikwa na imani inayoanzia ndani na kuakisi kutoka kwenye roho yako mpaka nje. Katika siku zako mbaya, unaangaza zaidi kuliko hata almasi yoyote, kuwa mkali katika kila vita, na inaonyesha katika namna unavyowatendea wengine.

-Brit Nicole, Age 30, Milwaukee, WI

In Loving Memory of Mother Sonya Morgan

5

USTAHIMILIVU NA KUJIAMINI

Katika sura ya mwisho, tulijadili ujasiri nakukabili hofu yako. Kua na ujasiri ni muhimu sana, lakini VIPI ikitokea siku moja umeshindwa au kuharibu? Vipi ikiwa jambo hilo ulilokuwa na hofu nalo likatokea? Vipi kama ikitokea kila kitu ulichokipanga hakijaenda jinsi ulivyopanga na ikakuangusha? Vipi kama utavutwa hadi katika hatua ya kuvunjika kwa uvumilivu wako? Hapa ndipo ambapo USTAHIMILIVU unakuja. Ni hazina nyingine muhimu iliyofichwa ndani yako ambayo itakusaidia katika maisha! Tafsiri ya kamusi ya ustahimilivu ni "uwezo wa mwili kurejea katika umbile lake la kawaida baada ya kushindwa, kukunjwa au kuvutwa. Uwezo wa kupona au kurekebishika kutoka katika bahati mbaya au mabadiliko." Neno jingine la ustahimilivu ni uwezo wa kujivuta au kujisaidia.

Kimsingi, ustahimilivu inamaanisha uwezo wa KURUDI HALI YA KAWAIDA. Ni muhimu sana kuwa na ustahimilivu kwasababu katika maisha utakutana na hali ambazo zitakupelekea kuvunjika moyo. Hali ambayo itakufanya ujisikie kukata tamaa.Kutakua na vikwazo ambavyo utakutana navyo vitakavyojaribu kuharibu au kuvunja imani yako. Kutakua na muda ambapo hofu yako kubwa itakutokea ama ambapo utakapoharibu. Ustahimilivu ni muhimu sana kwasababu itakusaidia unyanyuke tena na kupona pale utakapoanguka. Itakusaidia uwe na nguvu hata pale ambapo uko karibu kukata tamaa Mfano wangu mzuri wa ustahimilivu ni mti unapokumbwa na dhoruba. Kama mti una mzizi na shina zenye nguvu, hata dhoruba na upepo vikitokea, ule mti unaweza ukakunjika au kutingishika lakini hauwezi kupasuka katikati au kuanguka. Una uwezo wa kurudi katika hali yake ya kawaida. Hata baada ya

dhoruba kupita, mti bado unasimama imara. Nafikiria ustahimilivu kwa namna hii.
Kama wanawake vijana, ni muhimu sana kuwa na ustahimilivu kwasababu utapitia muda ambao utaangushwa au kuvutwa mpaka kufikia kiasi cha kutaka kukata tamaa. Utashindwa na kukata tamaa, lakini kile utakachokifanya baada ya hapo kitaamua hatima yako! Kuwa na uwezo wa kurudi hali ya kawaida ni muhimu sana. Kuwa na uwezo wa kusimama baada ya kufanya makosa au kuanguka ni muhimu! Kuendelea kusimama na kutokata tamaa hata pale dhoruba na wakati mgumu unapokukumba ndio ustahimilivu.
WEWE NI MSTAHIMILIVU

Mara nyingine mambo hutokea katika maisha ambayo tunaweza kuyadhibiti lakini pia kuna wakati hutokea mambo magumu ambayo hatuwezi kuyadhibiti. Licha ya vikwazo unatakiwa kusonga mbele na usikate tamaa. WEWE NI MSTAHIMILIVU! Tafadhali usisahau hilo! Mwanamke mmoja wa kipekee katika maisha yangu ambaye hunikumbusha ustahimilivu ninayempenda sana ni shangazi yangu Jenny (ambaye amenukuliwa katika mwisho wa sura). Miaka mingi iliyopita moja ya hofu yake kubwa ilimtokea alikutwa na saratani ya matiti.

Muda alipokutwa na maradhi hayo alikuwa na maamuzi mawili ya kufanya kukata tamaa ama kuendelea. Japo kuwa alikuwa katika kiwango kibaya cha ustahimilivu, alikuwa jasiri na akachagua kupigana. Saratani ikapotea lakini miaka michahe baadae ikarudi tena. Tena akawa na maamuzi mawili kukata tamaa ama kuendelea! Akaamua kuendelea na kutumia ustahimilivu wake kujisaidia japokuwa alikuwa ameangushwa TENA.

Alikuwa na ustahimilivu kwasababu licha ya matibabu ya saratani na mionzi aliyopitia na licha ya matatizo ya kihisia ya maradhi yake ,hakuyaruhusu kumvunja moyo na hakuacha kupigana. Hii kwake bado ni safari inayoendelea na ninapendelea sana ustahimilivu wake!!! Najitahidi kuwa na aina ya ujasiri na ustahimilivu alionao .Yeye ni shujaa! Nampenda sana!

Wakati ambapo mimi binafsi nilipaswa kuonyesha ustahimilivu ilikuwa kipindi cha nyuma nilipokuwa chuo. Siku moja asubuhi nilipokea simu na kuambiwa mdogo wangu wa kiume,umri 16,alikuwa haamki. Niliingia kwenye gari na mume wangu alinikimbiza mjini kwenda kumuangaia. Nilikimbilia ndani ya nyumba lakini kwa hali ya hofu niligundua mdogo wangu ameshafariki.

Wahudumu wamefanya kila kitu walichoweza kujaribu kumuokoa lakini hawakufanikiwa. Wakati nilipomuona nilimuangukia kwenye mwili wake nililia na Siku nyingine nilienda kulala nikitamani hata nisiamke tena kwasababu niliogopa sana mambo ya mbeleni. Nilijiuliza ni vipi ntaweza kuhitimu masomo yangu ya chuo? Je nitaweza hata kuingia shule ya matibabu? Nitaweza vipi kusaidia familia yangu? Vipi maisha yangu yataendelea bila ya yeye? Maumivu yataweza kuisha?

kupiga kelele kuliko siku zote. Alifariki usingizini bila kutarajia na hiki kilikuwa kitu abacho sikuwa tayari nacho. Licha ya ujasiri niliokuwa nao wakati naendesha kuelekea eneo la tukio hofu yangu kubwa ikawa kweli! Alikuwa amefariki. Ilikuwa ngumu sana kwangu! Japokuwa nilikuwa nimemzidi miaka 4, tulikuwa kama marafiki wakuu, kama mapacha, Nilimpenda sana. Katika hali hii nilihisi kama nimegongwa na lori. Mti wangu ulipata ufa katikati. Nilikuwa nimevunjika moyo. Nilikuwa na hofu sana. Nilikuwa mkiwa sana.

Nina fahari kusema, hata hivyo, kwa msaada wa Mungu,familia yangu, mfumo wangu wa msaada, na USTAHIMILIVU ulio ndani yangu NILIWEZA kufanikiwa. Hatimaye niliweza kurudi hali yangu ya kawaida. Niliendelea na masomo yangu, sikuruhusu fikira za mauaji zinishinde, niliendelea kusonga mbele na hatimaye sio tu kwamba nilikubaliwa katika shule ya matibabu lakini pia niliweza kupata udhamini. Nikaendelea nikafanikiwa kuwa daktari wa watoto,mwandishi,msemaji,mshauri na mengine zaidi! Badala ya kukata tamaa, nikatumia kifo chake kama motisha na msukumo ili kuweza kuendelea. Licha ya moyo wangu na roho kuwa vimekunjwa vibaya nje ya sura na ukubwa, niliweza kurudia ukubwa na sura yangu ya kawaida. Nilikuwa mstahimilivu.

Ni dhahiri ilikuwa safari ngumu sana na siwezi hata kudanganya ilikuwa na maumivu. Siku nyingine nililia wakati nikisoma,nikihisi kukata tama,nikawa na fikra za kutaka kufa lakini nikafanya uamuzi wa kuendelea kusonga mbele

Licha ya hali yangu. Ilinibidi nizame katika ustahimilivu niliokuwa nao ndani yangu kwasababu nilijua kama ningelikata tamaa, isingeniathiri mimi peke yangu bali pia ingewaathiri MAELFU ya watu ambao siku moja ningewaathiri. Kama ningelikata tamaa kipindi kile kamwe nisingeweza kuwa mwanamke niliyekuwa leo. Kamwe nisingeweza kuwa daktari na kamwe nisingeweza kuokoa maisha ambayo nimeyaokoa. Kamwe nisingeweza kuwa mama. Kamwe nisingeweza kuwa mwandishi. Kamwe nisingeweza kupata nafasi hii kubwa ya kuongea nanyi sasa hivi.

Maadili ya kisa hiki ni kwamba USTAHIMILIVU umenisaidia mimi kuupita ule wakati mgumu na kurudi hali yangu ya kawaida licha ya janga langu. Nina hakika wengi wenu mnaosoma hii mna visa visivyo na idadi vinavyoendana na hiki na mnaweza mkahusisha. Lakini kinachonisisimua ni ukweli kwamba mna USTAHIMILIVU Pia! Hakuna anayeweza kukunyang'anya hilo.

Ushauri wangu kwako ni kwamba siku zote kumbuka una nguvu kuliko unavyodhani. Kamwe usisahau hilo. Kila mara jikumbushe USTAHIMILIVU ulioushikilia ndani yako. Mara nyingine unatakiwa kuchimba kwa kina kuufungua, lakini pindi ukiweza, anga ndio kikomo cha yale utakayoweza kuyafikia!!!!

Kidokezo kingine ni siku zote kukumbuka "kwanini" zako. "kwanini"unataka kutimiza ndoto hizo kubwa? "kwanini"unataka kuangalia familia yako? "kwanini" unataka kufanikiwa katika maisha? Njia inayoweza kukusaidia kufungua ustahimilivu wako ni kuweka malengo yako ya muda mrefu katika akili. Jikumbushe kuwa kama utaanguka na hutapata msaada,wapo wengi watakaoathirika na si wewe tu.

Hatimaye, hazina nyingine ambayo unaibeba ndani yako ambayo inaweza ikakusaidia mno katika

Safari hii ni KUJIAMINI. Hii ni kama mapambo ya keki katika keki. Kujiamini ni hisia za uaminifu au imani. Ni hisia za uhakika.

Kimsingi ni kujiamini baada ya kufungua ustahimilivu wako na kuwa umefanya maamuzi ya kutokukata tamaa! Ni mawazo ya USHINDI!!! Ustahimilivu ni kufanya maamuzi ya kujisaidia baada ya kupitia wakati mgumu na kujiamini sasa ni KUAMINI kwamba utafanikiwa baada ya kuwa umefanya uamuzi huu. Hivi viwili huenda mkono kwa mkono. Pale utakapoweza kuonyesha kikamilifu sifa hizi za ajabu katika maisha yako,HAKUNA atakayeweza kukuzuia!

Ushauri wangu kwa kuweza kupata ujasiri zaidi ni kukumbuka kila mara kuwa unaweza kuudhibiti na sio kitu ambacho watu wengine wanaweza kukupa au kukunyang'anya. Kutakuwa na muda mwingi ambapo watu watakushuku kulingana na Vitu kama rangi ya ngozi yako, mandharinyuma yako, umri wako, kiasi cha pesa unachotengeneza, mahali unapoishi, au ukweli tu kwamba wewe ni mwanamke. Lakini tena unatakiwa ukumbuke siku zote kuwa KUJIAMINI ni lazima

Kutoke ndani na si kuamuliwa na Yale watu wanayoyaongea kuhusu wewe. Ni kitu unachoweza kukijenga ndani yako.ni kitu unachoweza kukidhibiti.

Njia nyingine ya kuongeza ujasiri zaidi inahusiana na kitu tulichokijadili mapema katika hiki kitabu-kukabili hofu yako. Unavozidi kukabili hofu yako, ndio utapata kujiamini zaidi. Utakavokuwa unaendelea kuzifungua hizi hazina zilizofichwa moja baada ya nyingine, ujasiri wako utakuwa! Unatakiwa tu kuchukua hatua moja kwa wakati. Kila ushindi mdogo utakufanya uwe mkubwa zaidi na jasiri zaidi wakati ujao.

Kamwe sitasahau kile ambacho bibi yangu Johnson, ambaye hiki kitabu kimeandikwa kwa ajili yake, Alichokuwa akiniambia kila mwaka nilivokuwa nakua nilipomtajia kuwa nilikuwa muoga kuhusu kusonga kuelekea daraja lingine. Alikuwa akisema"si uliweza kupita daraja la kwanza?" hii ina maana unao uwezo pia wa kufanya vizuri daraja la pili!" Na tena nilipofika daraja la pili alisema "si ulifaulu daraja la pili? Hii ina maana utakuwa sawa tu hata daraja la tatu!!! Unao uwezo!" Aliniambia hivo kila mwaka mpaka nilivomaliza masomo yangu ya sekondari!

Hata alinikumbusha pia hilo muda wote nilipokuwa kwenye masomo yangu ya chuo na hata nilivokuwa kwenye mafunzo ya matibabu.

Kila kitu unachopitia kinakuandaa katika hatua yako ijayo ya maisha. Kila muda unaposhinda kikwazo kidogo kimoja, wewe ni mstahimilivu, unajiamini na uwezo wako utazidi kukua. Unachotakiwa kufanya ni kuweka mguu mmoja mbele ya mwingine na kutokata tamaa!

Kwa ujumla, ninasisimka kuona vitu vyote vya ajabu utakavyo vifikia pale utakapo onyesha kikamilifu ustahimilivu wako, kujiamini kwako na ujasiri wako! Hivi ndivyo vitu ambavyo vinakufanya uwe Zaidi ya Mzuri na nina fahari na wewe!

Tafakari:

1. Kwa kutumia maneno yako,unawezaje kuelezea ustahimilivu?

2. Ni mtu gani unayemjua ambae ni mstahimilivu sana?

3. Ulishawahi kuwa na wakati ambapo binafsi ulihitaji kuonyesha ustahimilivu?

4. Ushauri gani unaweza kuwapa wasichana wadogo ambao wanapitia wakati mgumu na wanahisi kukata tama?

5. Je kuna chochote katika sura hii ambacho kiliwahi kukutokea ama kinaweza husiana na tukio lako binafsi?

6. Kwanini kujiamini ni muhimu sana?

7. Unakubaliana na kauli kwamba kujiamini kwako ni kitu ambacho wewe unaweza kukidhibiti na si watu wengine? Kwanini au kwanini hapana?

8. Kama ungekuwa na ujasiri zaidi, ni mambo gani ambayo ungeweza kuyafikia katika maisha?

9. Ungewashauri nini wengine ambao wanakabiliwa na ukosefu wa kujiamini?

Changamoto:

-Nenda katika mwanzo wa kitabu hiki na usome Tamko la Zaidi ya Uzuri. Liandike katika kipande cha karatasi kisha zungushia duara katika maneno ambayo yamekuvutia. Kiweke hicho kipande cha karatasi mahali Fulani maalumu ambapo utakipata baadae.
-Nenda kwenye kioo, jitazame na urudie haya maneno taratibu mara 5:
"Mimi ni mjasiri, Mimi ni mstahimilivu, Mimi nina jiamini, Mimi ni mbunifu"

"Wasichana wanahitaji kujua kuwa wao ni wazuri. Ndio, kwa muonekano wa nje lakini ninawafundisha kwamba uzuri kweli hutoka ndani! Ningependa kuwauliza wakati wanakuja katika vituo vyetu vya kujifunzia baada ya kutoka shule kama muonekano wao wa ndani ulikuwa mzuri kama muonekano wao wa nje leo. Ninawakumbusha siku zote kama muonekano wako wa ndani ni mbaya, na wa nje pia hali kadhalika na ninaongeza ni namna gani hili linasikitisha. Ninawambia kuwa ni aibu muonekano wako wa ndani kuwa mbaya kiasi cha kufanya wa nje pia kuwa hivo. Ninawafundisha kuwa kilicho ndani ya roho ndio cha kweli. Hawawezi kuwa na uzuri bandia ama kujipamba sana ili wawe wazuri. Kitendo ni kile kinachoonekana na cha kweli."

-Jennifer Hines, Age 55, Fort Washington, MD

"Zaidi Ya Uzuri inamanisha kuwa sawa na vile ulivyo na kujua kwamba unatosha. Zaidi ya Uzuri ni pale unapojiamini na vile ulivyo, lakini uwe na busara za kutosha kujua kwamba daima kuna nafasi ya kuwa bora zaidi, kuwa na busara zaidi, kuwa muerevu zaidi. Jitihada tunazoziweka katika muonekano wan je tuziweke ndani pia kwa kujipenda na kupenda wengine."

- Victoria Banks, Age 30, Chicago, IL

"Kuwa zaidi ya mzuri ni kuwa na mwanga. Mwanga unasambaa kutoka ndani mpaka nje".

-Carolyne Scott, Age 29, Las Vegas, Nevada

"kuwa zaidi ya mzuri ni kujiamini,utu, na uerevu!"

-Jhanae Harris, "NaeNae", Trilogy, Age 18, Madison, WI

"Zaidi ya Uzuri inamaanisha kuwa mwenyewe. Kujiamini. Kuwa mwerevu. Kutowaruhusu watu kukutoa katika njia na kuendelea kuwa na malengo."

Makahya Drake, "Foxy", Trilogy, Age 17, Madison, WI

6

VIPAJI NA UBUNIFU

Kufikia hapa, tumejadili nguvu ya maneno yako, kujithamni, ujasiri, ustahimilivu na kujiamini. Tutaendelee kujadili mambo mengine ya ajabu yanayowafanya wasichana "Zaidi ya Wazuri". Katika sura hii tutajadili vipaji na ubunifu!

Ubunifu unamaanisha uwezo wa kutengeneza vitu vipya na vya awali-inaonyesha na inahitaji mawazo. Ni moja ya sifa zangu PENDWA kwa wanawake vijana niliokutana nao katika dunia. Ubunifu ni kitu muhimu kuwa nacho kwasababu kama hakutakuwa na yeyote atakaye buni mawazo mapya na mazuri, dunia ingekuwa mahali panapochosha! Hakutakuwa na mabadiliko kamwe na kila kitu kingebaki vilevile. Pia ubunifu ni njia nzuri ya kukufanya ujielezee, kupunguza mfadhaiko, na kutengeneza uhusiano na wengine. Kwasababu hizi ninaamini ubunifu ni muhimu sana kuwa nao. Nina wasichana na wanawake wengi ninaowapendelea ambao ni wabunifu sana! kwamfano, Trilogy ni kikundi cha wasichana wadogo waimbaji ambao wamesafiri nami katika matukio mbalimbali ya uwezeshaji na kuandika muziki wao wenyewe wa kuinua na wenye nguvu. Napenda ubunifu wao na ujasiri. Mwanamke mwingine muhimu katika maisha yangu ambaye ni mbunifu SANA ni mama yangu Julia Grace Saffold. Ana hazina nyingi sana za ndani ambazo zinamfanya mwanamke kuwa Zaidi ya Mzuri kama ustahimilivu wake, ujasiri, nguvu, uvumbuzi, mapenzi bila masharti, wema na shauku, LAKINI kitu kimoja wapo ninachokipenda zaidi kuhusu yeye ni ubunifu wake! Moja ya mfano wa ubunifu wake ni masanduku mazuri ya hazina aliyoyabuni kwenda pamoja na harakati na tamko la zaidi ya uzuri. Kila sanduku la hazina lina rangi ya dhahabu na limepambwa vizuri kwa nje na ndani ya kila sanduku kuna sarafu zilizo na maandishi mbalimbali kuwakumbusha wanawake kuhusu hazina za ajabu walizonazo ndani ! unaweza pia ukatumia hizo sanduku za hazina na hichi kitabu au ukatumia kutunzia kumbukumbu maalum, vitu, ama makaratasi. Kwa ujumla, mama yangu ana kipawa ana shauku ya kuchukua mawazo na kutengeneza vitu vya kibunifu kutokana na hayo mawazo. Nimebarikwa sana kuwa bintiyake na kuinua wasichana na wanawake pamoja nae. Nampenda mama yangu!

Watu wengine huniuliza mimi ni mbunifu kwa njia zipi. Vizuri, siri yangu ni NAPENDA muziki na kuimba. Napenda kupiga kinanda na kuandika nyimbo. Napenda kuimba na kutumia ubunifu wangu kuwagusa wengine. Kuwa mbunifu ndio kumeisaidia mimi kuandika tamko la zaidi ya uzuri na hata kuwa na ujasiri wa kuigeuza kuwa nyimbo!! Ulishawahi kusikia daktari mwimbaji? Hivyo ndivyo ubunifu unaweza kufanya pindi utakapouonyesha! Kwaujumla ni namna ninavyopenda kujielezea na nina kuhamasisha wewe kufanya hivo. Hata kama hupendi muziki kuna njia nyingine NYINGI za kuonyesha ubunifu wako. Kujaribu vitu vipya ndio njia nzuri ya kufanikisha hili. Fanya vitu ambavyo vinakupa changamoto, vilivyo nje ya sanduku. Ubunifu huja kwa njia NYINGI kama muziki, mashairi, sanaa, ubunifu wa mavazi, uandishi wa vitabu, mitindo na mengine mengi. Kuwa mbunifu ni kuruhusu mawazo yako kutiririka na kuacha akili yako huru.

Kitu kingine cha kushangaza kinachowafanya wasichana "Zaidi ya Wazuri" ni kipaji. Hii ni sawa na ubunifu. Kipaji kinaelezwa kama "uwezo wa asili wa mtu". Maranyingi uwezo maalum wa kimichezo au kisanaa." Zaidi ya muonekano wa nje, moja ya sifa bora za wanawake vijana ni vipaji vyao vilivyojificha! Ni muhimu sana kufungua vipaji ulivyonavyo ndani kwasababu vina uwezo wa kukupeleka sehemu nyingi sana katika maisha. Vipaji vyako vinaweza kufungua milango mingi kwako hasa ukiendelea kuvikuza na kuvifanyia kazi. Kwa mfano kipaji kimoja nilichonacho ni kuwa mwanamichezo. Nilivokuwa msichana mdogo, niliweza kupunguza mifadhaiko mbalimbali niliyoipata kutokana na hali mbalimbali za kifamilia zilizokuwa zinaendelea kupitia michezo. Nilipenda kucheza mpira wa wavu na kukimbia. Hivyo vilikuwa vipaji viwili ambavyo nilivifanyia mazoezi sana wakati nakua na nikawa mzuri sana katika hivyo. Zaidi ya kunisaidia katika mifadhaiko, pia viliniruhusu kupata ufadhili mbalimbali wa kwenda chuo. Chuo ndio kilikuwa jiwe la kuvukia kwangu kuingia shule ya matibabu na hatimaye kuwa daktari. Vipaji vyangu pia vilinisaidia kusafiri nchini na nilikutana na watu wengi wa ajabu njiani! Vipaji vyangu pia vilinisaidia niweze kufungua ustahimilivu wangu, ujasiri na kujiamini njiani, mambo yote ambayo yangenisaidia baadae katika maisha! Watu wengine wanauliza unazaliwa na kipaji ama unaweza ukakiendeleza kwa muda. Nafikiri ni mchanganyiko wa yote mawili. Watu wengine wanazaliwa na vipaji asili na hiyo ni bahati kubwa kwao! Watu wengine, hutakiwa kufanya kazi sana kukuza vipaji vyao na hiyo ni sawa pia! Bila kujali kama umezaliwa na kipaji au unatakiwa kukiendeleza kwa muda unatakiwa kutafuta njia siku zote za kuendelea kuboresha.

Fanya mazoezi, Fanya mazoezi, Fanya mazoezi, Fanya mazoezi. Jifunze. Angalia video za Youtube. Ungana na wengine wenye kipaji unachokiangalia au unachotaka kuwa kama miaka kumi kuanzia sasa. Hizo ni baadhi ya njia nazotumia kuboresha vipaji vyangu kila siku na ninakuhamasisha na wewe kufanya hivo.

Moja ya mfano wangu mzuri wa mwanamke ambaye ana vipaji vingi ni Allyson Felix. Ni mwanariadha wa kimarekani na ni mkubwa katika matukio mbalimbali! Ameshinda medali zisizo na idadi nchini na hata katika kiwango cha Olympic. Ninachokipenda kuhusu yeye ni kuwa alikuwa na vikwazo vingi katika safari yake, lakini kamwe hakukata tamaa. Alitumia kipaji chake kufungua milango mbalimbali na majukwaa. Sasa anaongea kimataifa kuhusu kushinda vikwazo na anahamasisha wanawake vijana duniani kote! Inashangaza kiasi gani!

Kitu kimoja nataka ukumbuke ni kuwa kipaji si lazima kije kwa njia ya michezo. Kwamfano, nina kipaji cha mpira wa wavu na kukimbia lakini pia kama nilivyosema mwanzo kuimba na muziki ni kipaji changu pia. Pia nina vipaji visivyoonekana ambavyo bado vina nguvu na ni muhimu kama uwezo wa kuleta furaha katika maisha ya watu na kuwafanya wacheke. Nina kipaji cha kuongea na watu kuhusu mambo nyeti na binafsi na hiki kipaji kimenifungulia milango isiyo na idadi. Nina kipaji cha kuwa mama mzuri na pia nina kipaji kizuri cha kucheza ukiritimba! [kiukweli sijui ni namna gani kuwa na kipaji cha ukiritimba kumenisaidia katika maisha lakini nimefikiria kukitaja tu humu].

Kwaujumla, vipaji na ubunifu vinakuja katika njia nyingi na ni sifa zangu mbili pendwa zinazowafanya wanawake vijana kuwa "Zaidi ya Wazuri". Ni vipaji gani unasubiri kuvionyesha?

Tafakari:

1. Ni vitu gani unafanya kuelezea ubunifu wako?

2. Kwa maoni yako, kwanini kuelezea ubunifu ni muhimu?

3. Ni zipi aina tatu kuu zako za ubunifu?

4. Je una vipaji vilivyojificha vyovyote ambavyo sio watu wengi wanajua? Ni vipi?

5. Una ushauri gani kwa wanawake vijana wanaokatishwa tamaa kuhusu kukosa ubunifu na kipaji.

6. Unatumaini ubunifu na vipaji vitafungua milango gani kwako? Katika maisha

Changamoto:

-Nenda mwanzo wa kitabu hiki na usome tamko la zaidi ya uzuri kwa sauti mara mbili. Sasa chagua maneno yako uliyoyapenda kutoka kwenye tamko. Andika maneno hayo kwenye kipande cha karatasi na uchore mchoro wake. Mchoro sio lazima uwe kamili lakini unatakiwa kuelezea maneno uliyochagua! Hata kama kuchora sio moja ya vipaji vyako vikubwa, ni sawa! Haya ni mazoezi tu ya kufanya ubunifu wako utiririke. Tunza hili karatasi mahali maalum.

" Ni dhahiri kuna nguvu kubwa katika kukaa na nafsi yako na kushukuru katika kila kitu ambacho kinakufanya uwe wewe. Licha ya kuwa ni kawada kwa wanawake kuchambua kwa kina miili yetu, uzuri wetu ni tata zaidi. Kaa na upende kile kinachokufanya wa kipekee. Uzoefu wako, sauti yako, hofu zako, ustahimilivu wako, tabia yako, maadili yako, siri zako, ni upi uwezo wako wa ajabu? Hivyo vitu ni zaidi ya uzuri. Kuwa wewe, jitambue mwenyewe, jipende."

-Jessica Jeremiah, LCSW, Age 30, Chicago, IL

"Kuwa zaidi ya mzuri ni kupuuzia kile ambacho jamii imeweka kama kanuni na kiwango. Ni kuhusu kuwa na moyo unaotafuta kuonyesha mapenzi kwa wote, ni uzuri unaoakisi roho ya binadamu, unaodhihirisha mwanga ambao unaongea lugha moyo pekee unajua."

-Dianne Jackson, Age 31, Accokeek, MD

"Kinachomfanya msichana kuwa zaidi ya mzuri ni roho yake ndani. Msichana ambaye ni jasiri na mwenye kujiamini. Zaidi ya hili anaangaza mwanga ambao unawafikia wengine ili waweze pia kufungua uzuri wao wa ndani."

Jacquelyn Hunt, Age 56, Madison WI

"Kuwa zaidi ya mzuri kunamaanisha kuwa na akili, wema, na nguvu."

Tammie Kay Zapata, Age 53, Milwaukee, WI

7

AKILI NA UVUMBUZI

Hongera kwa kuweza kufika mbali hivi katika kitabu! Haujakata tamaa na umeonyesha ustahimilivu! Hadi hapa tumejadili mambo MENGI yanayokufanya" Zaidi ya Mzuri" kama uzuri wako wa ndani, kujithamini, ujasiri, ustahimilivu, kujiamini, ubunifu na vipaji. Sasa kisia nini ....kuna mengine! Zaidi ya hayo mambo yote tuliyoyaongelea hapo awali, wewe PIA una akili na ni mvumbuzi! Tuongelee zaidi kuhusu vitu hivi viwili na kwanini vinakufanya wa ajabu sana.

Maana ya kuwa na akili ni "kuonyesha au kutafakari hukumu nzuri au mawazo mazuri." Kimsingi inamaanisha kutumia nguvu ya akili yako kufanya maamuzi mazuri, na kufikiria kwa kina kuhusu mambo. Japokuwa watu wengi wanahusisha akili na shule, akili sio kila mara humaanisha kuwa mwerevu shuleni na kujua majibu katika kila mtihani. Inamaanisha kuwa na uwezo wa kuwa na hukumu nzuri ya kujiambia kuwa kufanya vizuri shuleni ni muhimu sana kwa mafanikio yako ya muda mrefu kwahiyo unatakiwa kufanya kila unachoweza kupata alama nzuri na kufanikiwa.

Hiyo inaweza kumaanisha kutafuta msaada toka kwa mwalimu, kusoma badala ya kuangalia runinga, kutafuta msomeshaji au kuunda kundi la kusoma. Akili haina maana kuja kila kitu, lakini inamaanisha kuwa na hekima ya kutulia na kufanya maamuzi ya busara kwaaajili ya maisha yako. Akili ni muhimu kuwa nayo pia kwasababu ina nguvu ya kukusaidia kuunda upya na kugeuza hatima yako. Akili inaweza kukusaidia wewe kuunda wakati wako ujao na kuandika kisa kingine kwenye maisha yako. Hata kama hukuzaliwa kwenye hali nzuri kimaisha, akili yako, kama itafunguliwa, inayo nguvu ya kukusaidia kufikia malengo yako licha ya hali hizo. Ni kuhusu uchaguzi unaoufanya! Wewe ndiye unadhibiti kilicho katika akili yako. Wewe ndiye unayedhibiti hatima yako.

Akili si kila mara inatumika shuleni. Inaweza kumaanisha kufanya uchaguzi wa busara kuhusu marafiki unaozunguka nao, sehemu unazotembelea, maneno unayoongelea, jinsi unavyo tumia muda wako, mawazo unayotembea nayo, jinsi unavyokabiliana na hali tofauti na mengine mengi. Akili yangu imefungua milango ipi kwangu? Nimeweza kutumia akili yangu kuweza kulipiwa masomo yangu ya chuo, shule ya matibabu na hata digrii yangu ya pili. Nimeweza kutumia akili yangu kuwashauri wanawake vijana wengine wanaotaka kuwa madaktari. Nimeweza kutumia akili yangu kuchagua mambo mazuri na kukaa mbali na madawa ya kulevya, pombe na tabia nyingine hatarishi ambazo zingenizuia kufikia malengo yangu. Nimeweza kutumia akili yangu kutengeneza biashara na kutengeneza njia mpya kwenye maisha yangu. Tena, ni kuhusu uchaguzi unaoufanya.

Na tena sio lazima siku zote kuhusu kuwa

mwerevu shuleni. Moja kati ya maamuzi yenye akili niliyoyafanya kipindi cha miaka yangu ya chuo ni kutafuta MSOMESHAJI wa kunisaidia baada ya kukaribia kufeli mtihani. Nilikua na hekima ya kusema sitaweza kufaulu peke yangu na nahitaji kutafuta msaada. Akili ni kitu chenye nguvu! Maarifa ni muhimu kwasababu yana nguvu ya kuunda hatima yako pia na kufungua milango mingi na nafasi kwaajili yako. Ndio iliyonisaidia mimi kuwa mwanafunzi bora mwenye alama za juu shuleni, kufanya vizuri chuoni na katika shule ya matibabu na kuwa daktari niliye sasa. Maarifa niliyonayo yananisaidia kuwatibu wagonjwa wangu, yananisaidia kulea watoto wangu, yananisaidia kuhamasisha na kuinua wengine. Ni muhimu sana.

Kama maelezo yanavyosema, kuna namna mbili za kupata maarifa -kupitia uzoefu wa maisha na kupitia elimu. Nina kuhamasisha kutambua umuhimu wa yote. Soma kadri inavyowezekana, chunguza dunia, uliza maswali, shiriki shughuli ambazo zitakutoa katika eneo lako la starehe, jifunze kutoka kwa watu wengine, wekeza katika elimu yako na kamwe usiache kujifunza! Watu wengine hunidhihaki mimi kwasababu nimekuwa shuleni karibu maisha yangu yote! Nilienda shule ya awali, kisha shule ya kati, kisha sekondari, kisha chuo, kisha moja kwa moja shule ya matibabu, kisha moja kwa moja kuweka makazi katika mafunzo ya kuwa daktari wa watoto, kisha moja kwa moja shule tena kwenda kupata cheti changu cha Afya! Japokuwa imekuwa njia ndefu, sijutii chochote!

Babu yangu ambaye alifariki miaka michache iliyopita ambaye alikuwa moja ya msaidizi wangu MKUBWA siku zote alikuwa akiniambia "kamwe usiache kujifunza". Mchanganyiko wa akili na maarifa unaweza kukupeleka sehemu nyingi sana na kweli inawakilisha nini inamanisha kuwa "zaidi ya mzuri"

Kitu cha mwisho tutajadili katika sura hii ni uvumbuzi! Pindi utakapo fungua nguvu ya akili na maarifa yako, uvumbuzi unazaliwa!! Uvumbuzi unatumia mchanganyiko wa akili na maarifa kufanya vitu vya ajabu. Maana ya uvumbuzi ni "kuanzisha kitu kipya, kufanya kitu kwa njia mpya." Kwanini ni muhimu sana kuwa mvumbuzi ? jibu ni sawasawa na kwanni ni muhimu sana kuwa mbunifu. Kama kungekuwa hakuna yeyote duniani aliye mvumbuzi, dunia ingekuwa ile ile tu na ingechosha! Pia, uvumbuzi unahusisha kutumia nguvu ya akili yako na maarifa yako kutatua matatizo na kutengeneza ufumbuzi. Inamaanisha kutafuta maeneo katika maisha ambapo kuna kitu kinakosekana au hakijawahi kuchunguzwa kabla. Inamaanisha kuangalia tatizo katika dunia kwa njia mpya na kufikiria mbali kutafuta ufumbuzi wake. Inamaanisha kuvumbua mambo ambayo hayajawahi kutokea na kuchukua nafasi! Haijalishi una umri mdogo kiasi gani, una nguvu ya uvumbuzi ndani yako. Ukweli TUNATEGEMEA vijana wa kizazi hiki kuwa wavumbuzi na kutafuta njia za kuifanya dunia tunayoishi mahali pazuri.

Njia moja unaweza kuitumia kufungua nguvu ya uvumbuzi ni kutafuta matatizo yanayotokea katika jamii yako ambayo huoni ufumbuzi wake na kufikiria kuhusu ni vitu gani unaweza kufanya kutengeneza majibu. Unaweza pia kushirikiana na wengine na kukusanya mawazo yenu pamoja na kutafuta ufumbuzi na kuwa mvumbuzi.

Dokezo la mwisho la kufungua nguvu ya uvumbuzi ni kuwa na mifano ya kuigwa na washauri katika maisha yako unaoweza kuwaangalia ambao wamefanya vitu sawa na wanaweza kukusaidia.

Kwaujumla, uvumbuzi unamaanisha kutokuwa na mipaka ya kufikiria. Mara nyingine kuwa mvumbuzi kuna maanisha kufikiri mbali na kufanya kitu tofauti ambacho hakuna mtu aliyewahi kufanya kabla. Maranyingine hili haliwezi kuwa rahisi na watu watakuongelea au kukuita mwendawazimu kwa mawazo yako ya uvumbuzi! Lakini haijalishi kwasababu wewe ni "Zaidi ya Mzuri" na unamiliki kujiamini, ustahimilivu na ujasiri wa kuwapuuzia!

Nina msisimko kuhusu wavumbuzi wa baadae wanaosoma hiki kitabu sasa hivi!! Tafadhali msinisahau kamwe mkiwa maarufu! Kwaujumla akili, maarifa na uvumbuzi ni sifa kubwa tatu za ndani unazomiliki ambazo zina nguvu ya kukupeleka sehemu mbalimbali na kufungua milango mingi kuliko unavyoweza kufikiri. Zitumie kadri ya uwezo wako! Nina imani na wewe! Ninakutegemea!

Tafakari:

1. Kwa maneno yako binafsi, elezea utofauti kati ya akili na maarifa

2. Ni muda gani ilikubidi kutumia akili yako?

3. Ni vitu gani unavifanya kuongeza maarifa yako?

4. Ni vitu gani katika maisha unatumaini kuvifikia ukiwa na mchanganyiko wa akili yako na maarifa yako? Kwa maoni yako, kwanini hivi vitu viwili ni muhimu sana?

5. Ulishawahi kukutana na vikwazo wakati unajaribu kuongeza maarifa yako? Kama ndio, ulivishinda vipi?

6. Ni upi uvumbuzi unaoupenda zaidi? Unajua kisa kuhusu namna ulivyojengwa na nani aliyoujenga?

7. Kuna matatizo yoyote duniani yaliwahi kukusumbua? Kwa njia zipi unaweza kutumia uvumbuzi binafsi kutengeneza ufumbuzi?

Changamoto:

-Nenda mwanzo wa kitabu hiki na usome "tamko la zaidi ya uzuri" kwa sauti mara moja. Sasa tumia dakika chache kutumia nguvu ya akili yako kujikumbusha nusu ya kwanza ya tamko.

-Chukua muda wako kufanya utafiti zaidi kuhusu uvumbuzi wako unaoupenda kutoka kwenye swali la 6. Angalia video ama soma makala kuhusu kisa cha namna gani kilivyo vumbuliwa. Fikiria kuhusu mapambano ambayo mvumbuzi huyo aliyapitia alivyokuwa akiumba hicho kitu na ni kwa njia zipi walitumia nguvu ya ustahimilivu, ujasiri, kujiamini, akili, maarifa na uvumbuzi kufanya ndoto zao kuwa kweli.

" Uzuri ni kwa tofauti na mitazamo ya kila mtu. Kwahiyo ni muhimu kugundua kitu kinacho tufanya kuwa wa kipekee. Ni lazima tuchukue muda kufikiria ni alama gani mungu ametutaka tufanye katika dunia na kujiingiza katika hilo kwa moyo wetu wote."

- Ashley Silas, Age 30, Chicago, IL

"Zaidi ya uzuri ni kukumbatia kila kitu kuhusu mimi, hata tabia zangu. Kulikuwa na muda katika maisha yangu nilijaribu kuwa kile nilichofikiria kuwa "mtoto mpole" lakini kwa kufanya hivyo sikuwa halisi. Maisha yamekuwa na furaha zaidi tangu nimekumbatia kila kipande cha vile nilivyo."

-Angela Ward, Age 34, Madison, WI

8

WEWE NI WA KIPEKEE

Wow! Tumeweza kufika mbali hivi! Asante kwa kuwekeza katika nafasi yako na kusoma hiki kitabu. Ninashukuru kweli. Tunakaribia mwisho, lakini kabla muda wetu wa kuwa pamoja haujaisha, ninataka kuongelea kuhusu kitu kingine kimoja kinachokufanya" Zaidi ya Mzuri"! Ukweli kuwa wewe ni wa KIPEKEE! Sura chache za mwisho zilikuwa ndefu kwahiyo nitaifanya hii fupi.

Maana ya kamusi ya kipekee ni "kuwa mmoja wa aina yake, wa pekee. Kutokuwa wa kawaida. Kuwa majibu pekee yanayowezekana ya kihesabu." Wow!

Ukisimama kulifikiria hilo lina nguvu sana! WEWE ni wa kipekee. Nikififikria upekee ninakumbuka kwamba kila mtu katika dunia ana alama yake ya vidole ambayo hamna mtu mwingine aliyonayo. Ajabu namna gani! Nafikiria namna kila barafu inasanifiwa tofauti. Hamna mbili zinazofanana.

Ni muhimu sana kwa wanawake vijana kukumbuka jinsi walivyo wa kipekee kwasababu nyingi. Wakati mwingi kama wanawake vijana tunalinganishwa na wengine au tunahisi kusukumwa kuonekana au kutenda namna Fulani. Lakini ni muhimu sana kutambua kuwa uko sawa vile ulivyo! Kila mtu ni wa kipekee lakini kwa baadhi yetu ni ngumu kukumbatia sifa zetu za kipekee na kujivunia nazo. Hakuna yeyote katika hii dunia ana mchanganyiko huo huo wa rangi ya nywele, rangi ya macho, rangi ya ngozi, kipaji, maarifa, hofu, shauku, uzoefu wa maisha, ndoto au ndugu kama wewe! Uko peke yako na hilo ni muhimu sana kukumbuka. Tafadhali usiruhusu kamwe dunia au watu wengine katika maisha wachezee uzuri na upekee ulionao.

Mwanamke mmoja wa kipekee ambaye sitamsahau ni mwalimu wangu wa chekechea

Ms. B.I nakumbuka kila mara nilimcheka kwasababu alikuwa akivaa gauni zake za rangirangi na alikuwa kila siku akivaa nywele ambazo zilinichekesha. Alikuwa akitengeneza nyimbo za kijinga kutusaidia kujifunza na siku zote alikuwa akitabasamu sana. Lakini alikuwa wa kipekee na alijali sana kila mwanafunzi. Japokuwa michezo yake ya kipuuzi, nyimbo na mavazi yalinifanya nicheke sana muda mwingi, sitasahau athari aliyokuwa nayo kwenye maisha yangu. Alikuwa wa kipekee sana na hakukuwa na mwalimu kama yeye. Kile kile kitu kilichonifanya nimcheke kipindi kile, kinanifanya nimkumbuke hadi leo zaidi ya miaka 25 baadae. Alikuwa wa kipekee na alitumia hilo kutengeneza athari kubwa katika maisha yetu! Aliridhika na ukweli kwamba alikuwa tofauti na wa kipekee na alikumbatia hilo!

Unataka kujua baadhi ya vitu vya kipuuzi vinavyonifanya mimi wa kipekee? Nina uwezo wa kushtua kidole changu gumba cha kushoto na kukirudisha mahala pake, mimi ni BINGWA wa kubeua, na nina kovu katika mguu wangu wa kushoto nililopata nikiwa mdogo nilipojikwangua kwenye pipa la plastiki la takataka lililopasua. Pia nina kovu kwenye nyusi yangu ya upande wa kushoto nililopata nikiwa mdogo nilipokuwa nakimbia nje kwenye giza nikajibana bahati mbaya katika mlingoti wa chuma. Nikahitaji kushonwa nyuzi!

Mimi pia ni wa kipekee kwasababu ninatengeneza nyimbo ambazo hamna aliyewahi kutengeneza kabla na pia ninaogopa sana nyuki. Mimi pia ni wa kipekee kwasababu mimi ni daktari ambaye ninaogopa kuchomwa sindano japokuwa sina tatizo na kuchoma wengine! Usimwambie mtu, lakini wakati ninapotolewa damu huwa nahisi kizunguzungu na ninapochomwa sindano huwa naomba kushikilia mkono wa mama yangu au mume wangu!!! Kwaujumla mimi ni wa kipekee kwasababu hakuna mwingine kama mimi! Ninajivunia kuwa mimi na wewe unatakiwa kuwa hivo pia.

Kuwa " Zaidi ya Mzuri" kunamaanisha kuwa sawa na kuwa tofauti na watu na kujivunia na vile ulivyo ikiwa ni pamoja na kuwa mzuri na mbaya. Hakuna mwingine kama wewe na hilo ni jambo maalum sana ambalo hutakiwi kusahau! Hakuna anayeweza kukunyang'anya hilo KAMWE.

Tafakari:

1. Kwa maoni yako, kwanini baadhi ya wanawake vijana hujaribu kuficha vitu vinavyowafanya kuwa wa kipekee? Una ushauri gani kwao?

2. Ni mtu gani unayempendelea ambaye anajivunia kuwa wa kipekee?

3. Ni vitu gani 10 kuhusu wewe vinavyokufanya wa kipekee?

Changamoto:

-Nenda mwanzo wa kitabu na usome tamko la "Zaidi ya Uzuri" kwa sauti mara moja. Sasa tumia dakika chache kwa kutumia nguvu ya akili yako kujikumbusha nusu ya pili ya tamko.

-Fikiria kuhusu orodha yako ya mambo 10 yanayokufanya wa kipekee. Jaribu kutafuta mtu mwingine shuleni, nyumbani, katika mji wako au jirani ambaye ana hizo sifa za kipekee 10 kama zako.

" Niko vile mungu alivyoniumba na kama yeye ameridhika hivyo na mimi pia nimeridhika. Kwangu kuwa zaidi ya mzuri nikujikubali vile ulivyo."

- Kitten Gray, Age 45, Chicago, IL

" kwangu, kuwa zaidi ya mzuri kuna maana kuwa thamani yangu itadumu milele na si kulingana na purukushani , na si kulingana na hali ya kifedha. Kuwa zaidi ya mzuri ni zawadi ambayo inatakiwa igunduliwe ndani ya mtu na kulindwa kama maisha yenyewe."

- Jamie Thomas, Age 24, Tunica, MS

" kuwa zaidi ya mzuri kuna maana kujua kuwa una thamani ya kusubiriwa."

- Delia T Watkins, Age 40, Fitchburg, WI

9

JIPENDE

Tunakaribia mwisho wa muda wetu pamoja, lakini nina machache mengine ya kuongelea! Una sifa nyingi za ndani nzuri zinazokufanya "Zaidi ya Mzuri" kwahiyo ni ngumu sana kwangu kuzijumuisha zote katika kitabu kimoja lakini nakuahidi tuko karibu kumaliza!!

Katika sura hii, tutajadili mistari michache ya mwisho ya tamko la " Zaidi ya Uzuri" na kwanini ni ya muhimu sana. Mistari ya mwisho inasema "Nina thamani, Ninastahili,

Ninathaminiwa na NINAPENDWA. Ninastahili kila Baraka inayotoka juu." Kwa mika mingi nimefanya kazi na maelfu ya watoto wa kike na vijana wa kike ambao wanapambana na kuamini hiyo mistari michache ya mwisho na inanivunja moyo wangu. Ukweli ni kwamba mimi pia nilipambana katika wakati Fulani kwenye maisha yangu na kuamini hayo maneno.

Tusome kwa mara nyingine tena. " Nina thamani, Nina stahili, Ninathaminiwa , NINAPENDWA, Ninastahili kila baraka inayotoka juu." Kama mwanamke kijana ni muhimu sana kujua thamani yako kwasababu kama hutajua kutakuwa na watu WASIO NA IDADI watakaojaribu kuja kwenye maisha yako na kukutendea au kukuchukulia chini ya vile ulivyo. Kwa mfano, kama unamiliki nyumba yenye thamani ya dola milioni moja utaweza kuiuza kwa mtu kwa dola mia moja tu? Huo utakuwa wazimu! Kwanini? Kwasababu ina thamani zaidi ya hapo. Nawafikiria nyie wanawake maalum kwa namna hiyo isipokuwa katika hali zenu, HAKUNA bei ya kiasi gani mna thamani. Mna thamani kuliko bei yoyote inayoweza kupangwa. Nyie ni wafalme. Wanawake vijana wengi wana ugumu katika kukubali hili kwasababu watu wengine katika maisha yao wamewaambia vitu au kuwatendea vitu ambavyo vimewafanya waamini kuwa hawana thamani yoyote. Kama uliwahi kuhisi hivyo, niko hapa kukuambia leo kuwa NYINYI mna thamani!

Kama rafiki atakuazima tisheti ya dola 2 utaichukulia tofauti kuliko kama rafiki angekuazima tisheti ya dola 2000, ukweli, mimi pengine ningelitunza sana lile lililo na gharama zaidi kwasababu najua itakuwa ngumu kupata kama hilo. Mfano mwingine ni kama rafiki atakuazima pete aliyotoka kununua dukani na kama rafiki atakuazima pete ambayo bibi yake aliyefariki karibuni kamuachia ambayo imepitia kutoka kizazi kimoja kwenda kingine kwenye familia. Mimi binafsi nitalinda zaidi pete ile iliyotoka kwa bibi kuliko ile iliyotoka dukani. Kwa namna hii, nina kuhamasisha na wewe ukumbuke siku zote WEWE una thamani usimruhusu yeyote kukuchukulia tofauti. Ni muhimu pia kwa WEWE MWENYEWE kujichukulia kama kito kizuri na chenye thamani isiyokadirika ambacho ndiyo ulivyo!

unapoingia katika hali Fulani, ingia ukijua kuwa unastahili na unathamani ya kuheshimiwa.

Majadiliano haya yananikumbusha wakati wa ujana wangu, nilipohitaji kujikumbusha thamani yangu. Nilipokuwa mdogo, nilifanya uamuzi binafsi kuwa nitasubiri mpaka niolewe kuwa na mahusiano ya kimwili. Vijana wa kiume wengi niliokuwa na mahusiano nao walinidhihaki kwa hili na mwishoni waliniacha. Mpenzi wangu mmoja aliniumiza moyo na kuniacha baada ya kumkatalia. Nilifikia hata kumtambulisha kwa familia yangu! Ilinisikitisha sana na ningefikiria kwa sekunde namna vitu vingekuwa tofauti kama ningemruhusu tu afanye kitu alichotaka kwangu. Ningeishusha thamani yangu. Lakini nikajikumbusha kwa YEYE ndiye aliyepoteza na kuwa nilikuwa nastahili kusubiriwa, hakuwa tu kwaajili yangu. Nilibidi kujikumbusha kuwa nilikuwa nastahilii mtu atakaye heshimu matakwa yangu na kunipenda mimi kama mimi na sio tu mwili wangu. Nilijipenda kiasi cha kutosha kusubiri mpaka ntakapompata mtu maalum ambaye hatanilazimisha kufanya vitu nisivyotaka kufanya na atakaye heshimu mwili wangu na matakwa yangu.Ilikuwa ngumu sana kufanya uamuzi huu na watu mara nyingi walinidhihaki lakini nina furaha kusema hatimaye nilimpata mtu maalum na sasa ni mume wangu! Alinisubiri mpaka siku tuliyooana na ninashukuru sana.

Hata kama hauna malengo kama hayo yangu niliyokuwa nayo kipindi nakua yanayo husiana na mambo ya mahusiano na kusubiri mpaka ndoa, NINAKUSIHI kufikiria kwa makini kuhusu ni yapi malengo na viwango vyako kwaajili ya maisha yako. Sipendekezi hata kidogo hii kitu "kufuata tu mtiririko" unatakiwa kuamua maadili yapi na mawazo yapi unayo kwaajili ya maisha yako na KUENDELEA NAYO. Usiafikiane. Jikumbushe thamani yako na kamwe usiangalie nyuma! Pia kumbuka, kujipenda na kutambua thamani yako kunamaanisha ni zaidi ya kimwili. Tafakari vitu unavyowaruhusu watu wakuambie, hali unazoruhusu mwenyewe kuwa ndani yake. Kumbuka una thamani, unastahili, unathaminiwa na UNAPENDWA! Unastahili kila Baraka inayotoka juu! Kumbatia hilo!

Wasichana wengi wamebarikiwa kuwa na familia na marafiki wanaowapenda na kuwakumbusha kila siku thamani yao na hilo ni zuri!! Lakini kuna watu wengine wanaosoma hiki kitabu ambao hawana huo msaada. Kama huyo ni wewe, nataka nikujulishe kuwa hata kama unahisi kuwa hakuna mwingine anayekupenda ujue kuwa mimi Nakupenda! Sababu hata naandika hiki kitabu ni kwaajili yako. NAKUPENDA! Pia jua kuwa mungu anakupenda na pia kamwe usisahau kuwa WEWE pia una nguvu ya KUJIPENDA! Pia kuna wengine wanaopambana na kutambua thamani yao na wakahisi kwasababu ya maamuzi waliyoyafanya ama hali walizozipitia HAWANA thamani yoyote. Basi unajua nini....bado MNA thamani! Wewe ni almasi yenye thamani katika matengenezo! Unajua ni vipi almasi zinatengenezwa? Wanaanza kama kabon ambayo inaunguzwa kwenye kiini cha dunia katika joto kali sana. Kuna moto mkali na msukumo unahusika. Almasi hazianzi tu na muonekano mzuri na zinahitaji kupitia mengi kuumbwa. Mwishoni, hatahivyo, ni imara, nzuri na zenye kudumu muda mrefu!

Hii inanikumbusha mimi hali nyingi nilizozipitia kwenye maisha yangu na mengine ambayo wengi wenu huenda mnayapitia sasa. Lakini haijalishi kitu gani kinakuja kwenye njia yako au unafikiria hali zilivyo chafu kiasi gani kwenye maisha yako, siku zote kumbuka kuwa wewe NI almasi yenye thamani katika matengenezo. Wewe ni wa thamani, UNA thamani.

Kila makosa, uzoefu na funzo la maisha vinakufanya imara zaidi. Bila kujali lolote, Wewe una thamani, UNA stahili, Una thaminiwa na BADO unapendwa!!! Unastahili kila Baraka inayotoka juu! Kwaujumla kuwa na nguvu ya kujipenda na kujiheshimu ni moja ya sifa kuu za ndani zinazomfanya mwanamke kijana kuwa "Zaidi ya Mzuri" ni moja ya hazina ngumu kuzifungua na kuzikumbatia ipasavyo, lakini pindi ukiweza, itabadilisha maisha yako!

Tafakari:

1. Ulishawahi binafsi kupambana na kujipenda na kutambua thamani yako?

2. Kwanini unadhani baadhi ya watu hawawaheshimu na kuwathamini wanawake?

3. Ulishawahi kuhisi hali ya kusukumwa kuathiri maadili yako? Kama ndio uliwezaje kukabiliana nayo?

4. **Kwa maoni yako, ni vipi wanawake wanaweza kushinda hisia za kuhisi hawana thamani? una ushauri gani kwa wanawake vijana wanaohisi hali hii?**

5. **Kunafana vipi kujipenda kiukweli?**

Changamoto:

- -Nenda mwanzo wa hiki kitabu na usome "Tamko la Zaidi ya Uzuri" taratibu na kwa sauti ukiwa unajitazama kwenye kioo.
- -Chukua kipande cha karatasi na uangalie kama unaweza kuandika tamko lolote. Kama huwezi tumia muda kujikumbusha.
- -Andika mambo 10 unayoyapenda kuhusu wewe na uweke hilo karatasi sehemu nzuri
- -Chukua nafasi kuandika barua, barua pepe ama ujumbe mfupi kwa mtu unayemjua kuwaambia jinsi walivyo wazuri na ni kiasi gani unawathamini.

" Zaidi ya Uzuri inamaanisha wema- kuwa mwema kwa mtu au kutoa tabasamu. Huwezi jua kama mtu hana mtu wa kumuonyesha tabasamu na kuwa mwema kwake. Tabasamu na kumbatio vinaweza kukamilisha siku ya mtu. Nilisha waliza watu machozi kwa kuwa tu mwema kwao na kuwaonyesha kuwa ninajali."

-Breiane Jackson, Age 27, Powder Springs, GA

" Kuwa Zaidi ya Mzuri sio kuhusu muonekano wa kimwili wa mtu. Zaidi ya uzuri una maana kuwa na moyo mwema. Zaidi ya mzuri ni mwanamke anayempenda mungu na anajua thamani yake."

-Dionne Tinch, Age 48, North Port, FL

"karibuni watu wamekuwa wakiniambia 'umependeza' muonekano wangu wa kimwili haujabadilika lakini mawazo yangu yamebadilika. Hamu na malengo yangu yamepangiliwa na kile mungu alichonipangia kwa dhumuni lake. kuwa zaidi ya mzuri kwangu ni kutembea katika dhumuni lako na kuwa mtiifu na mipango ya mungu. Nilipokuwa najiendesha nje ya mipango ya mungu; nilikuwa nimechoka na mwenye hali duni, mwenye huzuni na giza. Imani yangu inanurisha uzuri wangu wa ndani na kwa kurudi inajionyesha katika uzuri wangu wa nje. Sasa kile watu wanachokiona ni kile mungu alichonipangia na hicho ni kizuri."

-Danyelle Wright, Age 29, Madison, WI

" Zaidi ya Uzuri? Ni kile kilicho ndani, sio kilicho nje, sio nywele zako ni kile kilicho ndani. Mapenzi yote. Mambo yote unayotaka kufanya . kile kilicho ndani ndio kinachohesabiwa mwishoni."

-Orpha Battle, Age 88, South Fallsburg, NY

10

MAMBO YA MWISHO YA KUTAFAKARI

Asante sana kwa kuchukua muda kusoma kitabu hiki na kushiriki nami katika wakati huu mzuri. Kama usipokumbuka kitu chochote katika kitabu hiki nataka ukumbuke kuwa wewe ni wa ajabu! Wewe ni mzuri! Una sifa nyingi nzuri za ndani yako na una uwezo wa kuwa chochote unachotaka katika maisha na kubadilisha dunia!

Haswa katika jamii ya leo ambayo mara nyingi inatukuza muonekano wa nje, ni muhimu sana kukumbuka kuwa zaidi ya kuwa mzuri nje wewe ni mzuri ndani pia. Bibi yangu Orpha aliandika dondoo maalum mwanzo wa sura hii na ninatumaini utathamini kweli maneno yake ya busara. Ni kweli haswa kuwa kile kilicho ndani ndio kitakacho jalisha mwishoni.

Wewe ni "ZAIDI YA MZURI" inamaanisha kuwa unamiliki sifa za ndani za ajabu zisizoonekana kama ujasiri, ustahimilivu, kujiamini, huruma, ubunifu, vipaji, akili, upekee, uvumbuzi na kujithamni vinavyokuweka mbali! Muonekano wa nje ni mzuri kuwa nao,lakini kilicho ndani ndio kinachojalisha zaidi! Pindi hizi sifa za ndani zitakapo kumbatiwa ipasavyo, WEWE utakuwa mdhibiti wa hatima yako. Una nguvu ya kutengeneza baadae yako. Uzuri wa kweli uko ndani. Niliandika hiki kitabu kwasababu nilikuwa nataka kukumbusha usilenge katika mambo ya ovyo au mambo mabaya yoyote yatakayokuja kwenye njia yako. Nimeandika hiki kitabu kwasababu nina imani na wewe na mambo yote ya AJABU utakayo yakamilisha katika maisha.Nakutaka KAMWE usisahau kuwa unapendwa na unastahili. Nataka ujue kuwa una watu wa kukusaidia. Nataka uedelee kuhamasika hata ukiwa katikati ya madhoruba na majaribio ambayo yanaweza kuja kwenye njia yako. KAMWE USIKATE

TAMAA! Pale utakapohisi kuwa huwezi kufanikisha tafadhali kumbuka wewe ni "Zaidi ya Mzuri" na una sifa NYINGI SANA nzuri za ndani ambazo unaweza kuzitumia kukusaidia kuweza kufanikiwa. Wewe ni zaidi ya sura nzuri. Wewe ni shujaa wa kimya kimya!! Ndani yako una nguvuya kubadilisha dunia!

Sasa nenda kaote ndoto kubwa, tengeneza vitu vipya, badilisha maisha, vunja vizuizi, weka rekodi na uongoze mataifa! Wewe ni Zaidi ya Mzuri na unashikilia nguvu zote unazohitaji kuyafikia haya mambo ndani yako!!

Mambo ya kutafakari ya mwisho:

1. Kwa maneno yako mwenyewe, ina maana gani kuwa "Zaidi ya Mzuri?"

2. Kwanini unaamini ni ngumu sana kwa wanawake wadogo kutambua nguvu walizonazo ndani? Una ushauri gani kwao?

3. Ni mafundisho gani 3 makuu uliyojifunza katika hiki kitabu?

4. Ni ipi mipango yako na ndoto zako za baadae katika maisha? Jadili baadhi ya sifa za ndani zilizojadiliwa katika hiki kitabu ambazo zitakusaidia kufikia malengo yako.

Changamoto za mwisho:

-Kama bado hujafanya, jikumbushe tamko zima la zaidi ya uzuri
-Sasa chukua muda kuandika tamko la uwezeshaji la KWAKO. Liandike katika ukurasa wako na ulisome kwa nguvu kila siku!
-Tafuta rafiki ambaye unadhani anatakiwa asome hiki kitabu. Waeleze kuhusu hiki kitabu na mzingatie kuanzisha chama cha vitabu.
-Ongea na wazazi wako/walimu/viongozi wa vijana kuhusu kunialika mimi shuleni kwako, kanisani, kituo cha jamii n.k kufanya semina ya wazi ya zaidi ya uzuri na nikutane na wewe uso kwa uso [waambie wawasiliane nami kwa www.DrJasmineZapata.com]

Changamoto za ziada:
[kama wazazi wako/walezi wanakuruhusu kutumia intaneti]

1. Tembelea tovuti yangu www.DrJasmineZapata.com na nitumie ujumbe wa maandishi. Pamoja na tamko uliloandika na jinsi gani umependa kitabu! Nitajitahidi sana kukujibu!
2. Pia, tembelea chaneli yangu ya YOUTUBE na uangalie nyimbo ya zaidi ya uzuri! Ukiikariri ujirekodi ukiifanya, halafu nitaiwekea kwenye ukurasa wangu wa kijamii.
3. Mwisho, kama bado, tafadhali waeleze wazazi wako watembelee www.newseasonshift.com wakunununulie sanduku la hazina la zaidi ya uzuri lililotengenezwa na mkono.
4. Nifuate katika mitandao ya kijamii ili tuweze kuungana www.facebook.com/DrJasmineZapata twitter/snapchat/yuotube/instagram @DrJasmineZapata.
5. Nenda nje na ubadilishe dunia!

Barua Kwa Binti Yangu:

Mpendwa Aameira,

Ninakupenda sana, wewe ni mwanga wa dunia yangu na maisha. Hakuna kinachonifanya nijivunie na niwe na furaha kuliko kuwa mama yako. Nakuangalia na vile unavyocheza na kutabasamu na inanipa furaha kweli. Kujua yale yote uliyoyapitia ulipozaliwa mdogo sana na mapema sana kuwa njiti ukiwa na uzito wa 1.5 paundi nikiwa na mimba ya miezi 6 na ukapigana katika ile miezi michache ya mwanzo huniletea machozi katika macho yangu! Umesalimika upasuaji wa ubongo, mashine za kusaidia kupumua, maambukizi makali na mengine zaidi. Kuna wakati ambao nilidhani hautasalimika lakini nilikaa pembeni ya kitanda chako nikisali sana nikisubiri siku ambayo binti yangu atakuja nyumbani na kutoka hospitali. Na baada ya miezi 3 mirefu ulikuja!

Wewe kweli ni muujiza wangu mdogo na ninashukuru SANA kuwa na msichana mrembo kama wewe kwenye maisha yangu. Sasa nikikutazama unavyokuwa, kuwa na marafiki, kuimba, kucheza, kuwa na furaha,

kukimbia kimbia na kucheza ni muujiza kweli na Nakupenda sana. Sababu nimeandika hiki kitabu ni kwasababu kitu kilichokuwa kizito kwenye moyo wangu ni pale uliponieleza kuwa rafiki yako alikuwa anakucheka kovu lako ulilopata kwenye upasuaji uliokuwa nao ulivokuwa njiti. Nilipokuambia kuwa wewe ni mzuri haijalishi chochote na kovu lako linakufanya wa kipekee ukasema "hapana, linanifanya nionekane tu wa ajabu". Iliniumiza sana kusikia hilo.
Kama ninavyokuambia kila mara, na ninakuambia tena sasahivi......wewe ni ZAIDI ya mzuri!! Kuna mengi sana kwenye maisha kuliko huo muonekano wa nje, kama shairi linavyosema, wewe ni jasiri,wewe ni mstahimilivu, wewe unajiamini, wewe ni mbunifu, una kipaji, una akili,wewe ni wa kipekee na mvumbuzi,unathamani, unastahili, unathaminiwa, unapendwa na unastahili kila Baraka kutoka kwa mungu inayotoka juu.kuna msukumo mkubwa hapa wa kuhusu kulingana na viwango vya kidunia vya uzuri kama kuwa na nywele ndefu, kuwa mwembamba, kuwa na muonekano Fulani, kuvaa mavazi Fulani, lakini tambua kuwa namba moja, muonekano wako

wa nje ni MZURI vile ulivyo, wewe ni mzuri wa nje, binti mdogo mrembo kuliko wote ninayemjua. Napenda nywele zako zilizojisokota, kope zako nzuri, miguu yako midogo, rangi yako ya chocolate na tabasamu lako angavu! Kovu lako linakufanya mrembo na hunikumbusha ushupavu wako!
Lakini muhimu zaidi, nataka kamwe usisahau kuwa uzuri ni mkubwa sana kuliko vile unavyoonekana nje. Kuna mambo mengi sana ya NDANI ambayo kiukweli humfanya mwanamke kijana kuwa mzuri. Ninatumaini hiki kitabu kitakuhamasisha na kukufahamisha kuwa wewe ni zaidi ya mzuri! Umeumbwa kustawi, umeumbwa kuangaza! Una mengi sana ndani yako ambayo dunia inasubiri kuona na unaweza kufanya kitu chochote utakachoweka kwenye mawazo yako! Wewe ni jasiri, wewe ni mstahimilivu, wewe unajiamini, wewe ni mbunifu, una kipaji, una akili, wewe ni wa kipekee na mvumbuzi! Una thamani, unastahili, unathaminiwa, unapendwa na unastahili KILA Baraka inayotoka juu. Usijali kuhusu nini watu wengine wanasema, lenga tu kwenye ndoto zako na malengo! Wewe ni ZAIDI ya mzuri na najua utabadilisha dunia! Tafadhali kamwe

usisahau hilo!
Nakupenda kwa moyo wangu wote.
Mama.

"Zaidi ya Uzuri inamaanisha kuwa na moyo mzuri, kuwa mwema, kuwa na heshima."

- Aameira Grace Zapata, Age 7, Fitchburg WI

"Zaidi ya Uzuri ni uwezo wetu wa KUPENDA. Kupenda sio tu nafsi zetu, lakini pia wenzetu. Kuwa zaidi ya mzuri kunaenda ndani zaidi kuliko muonekano wa sura, umaarufu, vipodozi, mavazi au hali ya kijamii na kifedha. Kujifunza kujipenda na kupenda wenzetu ni safari ndefu ya maisha ya utafakari binafsi,uelewa, kukubali na kusamehe. Zaidi ya uzuri ni kuhusu kujenga na sio kuporomosha. Ni kuhusu kuwa wavumilivu na nafsi zetu na wengine. Ni kuhusu kujitahidi kuwa bora "mimi" ninayeweza kuwa. Ni kuhusu kwenda mbele na si kuangalia nyuma. Kama kipande cha barafu kinavyoanguka kutoka mawinguni, cha kipekee na tofauti na zote zingine, kwahiyo kila kati yetu kwa uwezo wa mungu ametengenezwa kwa mtindo wake kuwa zaidi ya mzuri kwa namna yake mwenyewe."

-Julia Grace Saffold, Age 54, Madison, WI

www.newseasonshift.com

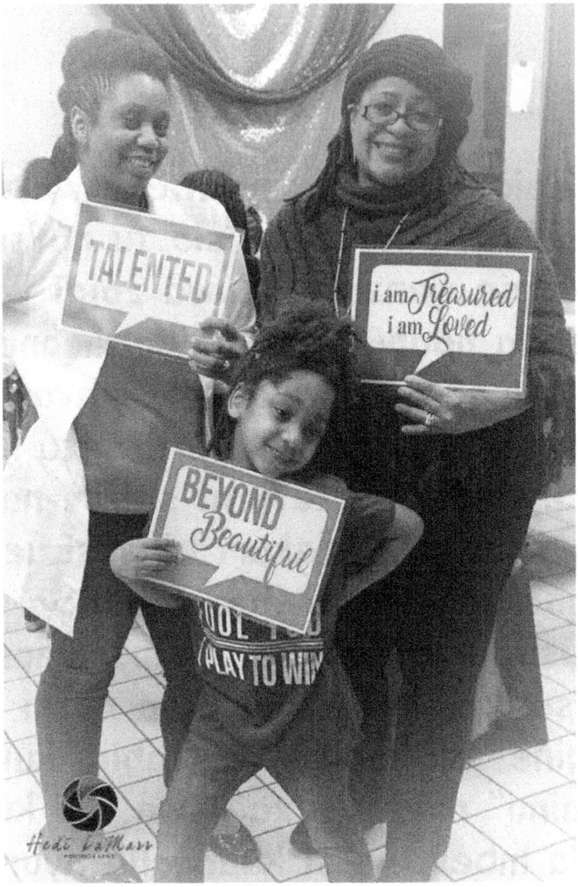

Dr. Zapata, Julia Grace Saffold, Aameira Grace Zapata

WWW.DRJASMINEZAPATA.COM

Zaidi Ya Uzuri!

Made in the USA
Monee, IL
04 November 2026

67377029R00085